U0309047

小儿推拿

爸爸妈妈也能学会的

韦莉萍◎主编

中国劳动社会保障出版社

图书在版编目（CIP）数据

爸爸妈妈也能学会的小儿推拿 / 韦莉萍主编 . -- 北京：中国劳动社会保障出版社，2021
ISBN 978-7-5167-4586-1

Ⅰ.①爸…　Ⅱ.①韦…　Ⅲ.①小儿疾病 – 推拿　Ⅳ.①R244.1

中国版本图书馆 CIP 数据核字（2020）第 185493 号

中国劳动社会保障出版社出版发行

（北京市惠新东街 1 号　邮政编码：100029）

*

北京市白帆印务有限公司印刷装订　　新华书店经销
787 毫米 × 1092 毫米　16 开本　8.75 印张　126 千字
2021 年 1 月第 1 版　　2023 年 7 月第 4 次印刷

定价：35.00 元

营销中心电话：400-606-6496

出版社网址：http://www.class.com.cn

前　言

中国传统医学是中华文明的瑰宝。小儿推拿学作为中医学的一个重要分支，有其独特的理论依据和实践基础。小儿推拿运用推拿手法作用于小儿体表的特定部位（穴位），刺激相关的经络、穴位，达到平衡人体阴阳、气血，疏通经络的目的。小儿推拿是一种安全、绿色疗法，其特点是以指代针，以推代药，不需要任何药品及医疗器械设备，无毒副作用。其方法简单、操作方便、易学、易懂，在预防保健及疾病的辅助性治疗方面有独特优势。小儿推拿在小儿保健、疾病预防及康复中发挥着重要作用，有着广阔的发展前景。

本书阐述了小儿生理病理特点和小儿推拿的理论基础，针对小儿推拿的学科特点，详细介绍小儿推拿特定取穴及手法，重点介绍了各种小儿常见问题的保健推拿方法，常见疾病的病因、临床特点、取穴和推拿方法，突出小儿推拿防病、治病的重点。经验和实践证明，小儿推拿对小儿泄泻、便秘、夜眠不安、夜啼的治疗及小儿反复呼吸道感染、咳喘、鼻咽炎、发育迟缓等疾病的防治具有良好效果。

本书本着专业与实用兼顾的原则，配有操作图片及视频，对穴位的定位方法、具体的推拿手法给予详细说明与演示，图文并茂，直观生动，实用性与可操作性较强。读者可以通过扫二维码观看教学视频，边学边做。对家长而言，本书内容简单易学，方便易行，具有很强的实用性；对小儿推拿工作者而言，是理想的学习与参考用书。同时，本书还提供了小儿常见疾病的中医食疗小验方，推拿辅以食疗，可达到事半功倍的效果。

编者

CONTENTS

目　录

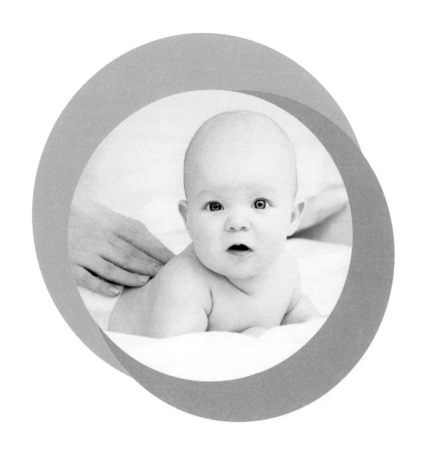

第一部分

了解宝宝的特点

小儿推拿

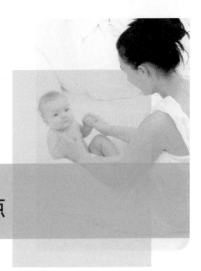

一、小儿年龄段划分及生理特点

 1. 新生儿期

新生儿期是自胎儿娩出后从脐带结扎开始，至出生后满 28 天。新生儿期是婴儿期生长最快的阶段，是宫内生长的延续。正常足月新生儿出生时身长平均为 50 cm，体重平均为 3.3 kg（多为 2.5 ~ 4.0 kg），小于 2.5 kg 为低体重儿，大于 4.0 kg 为巨大儿。足月新生儿出生后第一个月体重增加可达 1 ~ 1.5 kg，身长增加可达 4 ~ 5 cm。新生儿从子宫内依赖母体生存到出生后离开母体适应外界环境，要经历身体各解剖系统和生理功能上的巨大变化，是生命最脆弱的时期，新生儿期对外界环境适应能力差，发病率高、死亡率高，此期可出现生理性黄疸。

2. 婴儿期

从满月到 12 个月龄称为婴儿期。婴儿期的体重、身长增长快，1 周岁末体重一般为出生时的 2 ~ 3 倍，身长增长约 25 cm，头围由平均 34 cm 增至约 46 cm。婴儿期神经、心理发育快，主要体现为运动、感知觉、语言、情绪和行为的发展。因生长速度快，对能量、蛋白质的需求相对较多，但消化和吸收功能尚未发育完善，若喂养不当，容易导致营养缺乏。另外，6 个月以上的婴儿要及时添加辅食，否则易发生营养缺乏性疾病和生长发育迟缓，尤其要注意维生素 D、钙和铁的补充。婴儿的睡眠周期短，约为 60 分钟，因此大多数婴儿出生后 3 个月，晚上要醒几次，一般一天睡 14 ~ 18 小时，3 ~ 6 个月大的婴儿开始建立自己的睡眠规律。婴儿期免疫功能低下，此期易患呼吸道感染、消化不良、泄泻、夜惊等疾病。

3. 幼儿期

1 周岁到 3 周岁称为幼儿期。幼儿期体格生长较婴儿期稍减慢，但仍稳步增长。1 周岁后幼儿体重增长速度减慢，全年增加 2.5 ~ 3.0 kg，平均每月增长约 0.25 kg，至 2 周岁时体重约达 12 kg，为出生时的 4 倍。1 ~ 2 周岁身高增长约 10 cm。智力发育较快，语言、思维和交往能力明显增强，3 周岁左右在感知动作思维的基础上，逐步发展起具体形象思维。3 周岁以前，婴幼儿想象的内容比较简单，一般是其所看到成人或其他同伴的某个简单行为的"重复"，属于再造想象的阶段，缺乏创造性。

婴幼儿言语的发展须经过发音、理解和表达 3 个阶段。婴幼儿的情绪和情感对其生存与发展起着至关重要的作用。另外，情绪和情感也是激发心理活动和行为的驱动力，宜给予早期教育。但对各种危险尚缺乏识别能力，应防止其意外伤害和中毒。幼儿期，小儿的乳牙已出齐，饮食已从乳汁逐渐过渡到成人饮食，需注意防止其营养缺乏和消化功能紊乱，并培养其良好的饮食习惯。

4. 学龄前期

学龄前期是从 3 周岁至 6 ~ 7 周岁。学龄前期幼童的体格仍持续生长，且速度较稳定，体重每年平均增加约 2 kg，身高每年平均增长 6 ~ 7 cm。学龄前期幼童体格生长发育主要受遗传、内分泌因素的影响。视力发育在这个时期基本完成，视深度逐渐发育成熟，但眼的结构、功能尚有一定可塑性，眼保健是此期的保健内容之一。学龄前期神经发育迅速，是性格形成的关键时期，动作发育协调。此期语言、思维、想象力成熟，词汇量增加，急于用语言表达思想；遇到困难产生怀疑，出现问题语言（如自言自语）；注意力保持较幼儿期长，约 20 分钟；情绪开始符合社会规范，理性意识（自觉、坚持、自制力等）萌芽；个性形成，但有一定可塑性，性格内向、外向及情绪稳定性进一步分化；当主动行为失败后会产生失望和内疚感。学龄前期幼童动作发育协调，活动和锻炼增多，体质增强，免疫功能逐渐发育成熟，感染性疾病发病减少，免疫性疾病如肾炎、肾病等有增多趋势，淋巴系统发展快、青春期前达高峰，以后逐渐消退达成人水平。5 ~ 6 岁时，乳牙开始松动脱落，恒牙依次萌出，若不重视口腔卫生，则易发生龋齿。

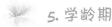

5. 学龄期

学龄期是自 6 ~ 7 岁至青春期前。此期特点是体格生长稳定，骨骼处在成长发育阶段，除生殖器官外其他各器官外形均已与成人接近；心理发育成熟，认知和逻辑思维能力发育更加成熟，求知欲强，可接受系统的科学文化知识。

二、中医对小儿生长发育特点和发病特点的认识

1. 中医对小儿生长发育特点的认识

（1）脏腑娇嫩，形气未充

脏腑即五脏六腑。娇指娇弱；嫩指柔嫩不耐攻伐。形指形体结构，即四肢百骸、肌肤筋骨、精血津液等；气指各种生理功能活动，如肺气、脾气等；充指充实。脏腑娇嫩，形气未充是指婴幼儿时期机体各器官和系统的形态结构发育都未成熟，生理功能不完善。

（2）生机蓬勃，发育迅速

小儿充满生机，在生长发育过程中，无论是机体的形态结构方面，还是各种生理功能方面，都在不断地、迅速地向成熟、完善的方向发展。年龄越小，体格生长和智力发育的速度越快。

2. 中医对小儿发病特点的认识

（1）容易患病，变化快

由于小儿脏腑娇嫩，形气未充，体质和生理功能均较弱，对疾病的抵抗能力差，寒暖不能自调，乳食不知自节，一旦调护失衡，则外易为风、寒、暑、湿、燥、火等外邪所侵，内易为饮食所伤，因此容易患病，而且患病之后病情变化快。

（2）脏气清灵，易趋康复

清指洁净，灵指灵巧。小儿多无宿疾，对外界刺激敏感。因此，小儿疾病在病情发展、转归的过程中，虽变化快，病情易转恶化，又因小儿脏气清灵，活力充沛，患病后，经过合理的治疗，病情恢复快，康复快，后遗症少。

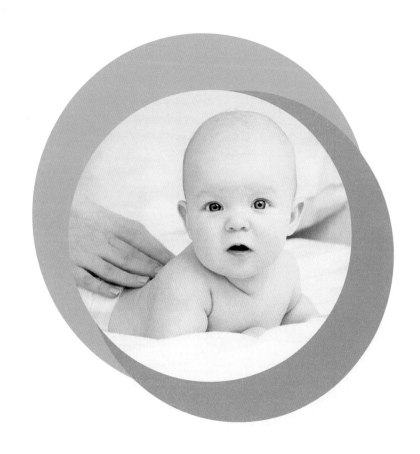

第二部分

小儿推拿有哪些优势和作用

小儿推拿

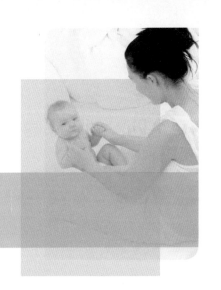

一、简单易学，方便易行

　　小儿推拿通过运用手法刺激一定部位和穴位，通经络，行气血，进而影响全身。小儿推拿是一种自然疗法，不需要任何器械、药品及设备，只是依靠成人的双手在小儿体表特定部位实施手法，就可以达到防病治病的目的。小儿推拿不受过多的条件限制，在合适的室温下，随时都可以操作，只要按照要求，遵循要点，反复操作练习很容易掌握基本的推拿方法。

二、安全可靠，没有毒副作用

　　只要对疾病诊断正确，操作方法准确合理，推拿不会对小儿造成危害。小儿推拿是一种单纯的手法操作，治疗中避免了药物的不良反应或毒性反应，因而也被称为绿色疗法。

三、易被小儿和家长接受

　　小儿生病，应用现代治疗方法时，会产生相应副作用，对小儿来说，口服药物也难以接受，因而经常给治疗带来困难。应用小儿推拿疗法，小儿不会有任何痛苦，反而会感到很舒服，能够消除小儿在疾病治疗过程中的恐惧心理。同时，在父母与宝宝的亲密接触和互动中完成治疗，还能增进父母与小儿的情感交流。

💬 四、预防保健，适合家庭

经常给孩子做保健推拿，通过疏通经络、调节气血和阴阳平衡，可以令孩子增强体质、提高免疫力，促进孩子的身体发育和智力发育。每位家长都希望自己的孩子聪明、健康，在 0 ~ 3 岁乃至整个儿童时期多给予推拿保健，会收到良好的效果，非常适用于家庭。

💬 五、对多种疾病具有辅助性治疗作用

小儿推拿对小儿常见病、多发病都有较好的疗效，尤其对于消化系统、呼吸系统等疾病效果更佳。小儿推拿根据中医基础理论，通过运用各种手法刺激穴位，通经络，行气血，能调整阴阳、调和五脏，从而恢复其生理功能，因此治疗效果较为持久稳定，对许多慢性病、疑难病也有比较好的辅助治疗效果。

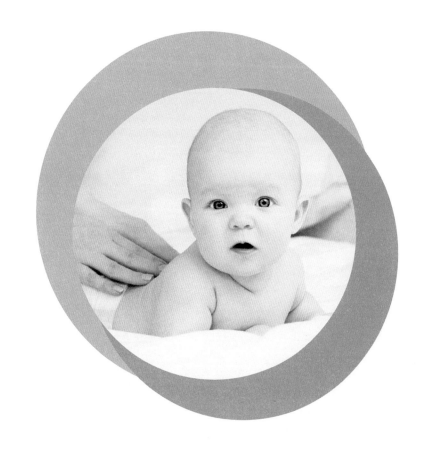

第三部分

做小儿推拿应该知道的几个问题

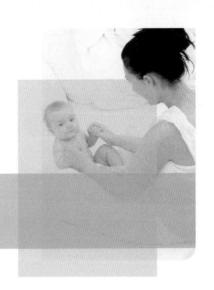

一、小儿推拿的适应证

小儿推拿疗法的对象一般是 12 岁以下的儿童，尤其适用于 3 岁以下的婴幼儿，常用于感冒、发热、咳嗽、扁桃体炎、鼻炎、厌食、流涎、小儿溢乳、便秘、泄泻、遗尿、夜眠不安、新生儿黄疸、荨麻疹、夜啼、小儿注意力不集中、小儿多动症等的治疗。小儿推拿还具有促进儿童生长发育、增强机体抵抗力等保健作用。

二、小儿推拿的禁忌证

1. 急性传染病，如水痘、猩红热、肺结核、肝炎等。

2. 出血性疾病或出血倾向疾病，如大便出血、尿血、白血病、血小板减少性紫癜、过敏性紫癜等。

3. 恶性肿瘤、骨折早期、骨与关节结核、化脓性关节炎等局部。

4. 皮肤病患处及皮肤破损处，如烧伤、烫伤、擦伤、皮肤炎症、疔疮、脓肿等。

5. 严重的心、肺、肝、肾等疾病。

6. 诊断不明确的疾病。

三、小儿推拿前的准备

1. 准备合适的环境。室内应安静、整洁，保持室内空气清新、流通，避免对流风、强光；室内温度适宜，最好在 25 ℃左右。

2. 准备按摩介质。准备按摩油、葱水（汁）、姜水（汁）、甘油、麻油、爽身粉等按摩介质，以防推拿时导致皮肤破损。全身推拿时准备一条浴巾包裹婴幼儿，避免其受凉。

3. 操作者个人准备。推拿前，小儿推拿师或家长要摘去戒指、手镯等饰物，指甲过长者要将指甲修剪圆润，仔细清洗双手。

四、小儿推拿的注意事项

1. 饥饱适度。小儿过饥或过饱均影响推拿疗效，最佳操作时间为饭后 1 小时。

2. 争取小儿配合。安抚好小儿的情绪，手凉时要搓热双手再操作，以争取小儿的配合。

3. 手法适当。操作手法应轻快、柔和、平稳、着实，用力均匀。

4. 认真观察。操作过程中要耐心、仔细，随时留意小儿的反应，发现问题及时处理。

5. 时间合理。推拿时间应根据小儿年龄大小、病情轻重、体质强弱及手法特性而定。一般操作时间应在 30 分钟以内，亦可根据病情灵活掌握，一般每天操作 1 次，对于高热等急性病可每天操作 2 ～ 3 次。

6. 诊断明确。进行小儿推拿前，应该先诊断明确，以免耽误病情。

7. 对于惊厥的小儿，经推拿如症状仍未减轻，应使其侧卧，同时保持呼吸道通畅，以防窒息，并及时送医就诊。

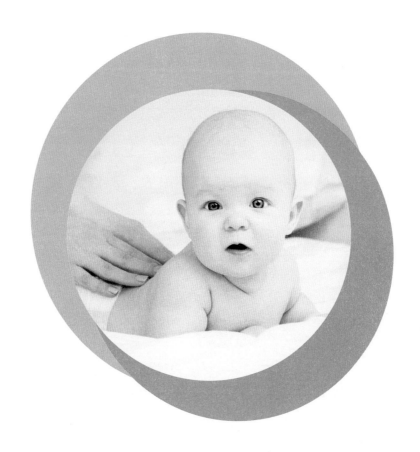

第四部分

穴位定位方法

小儿推拿

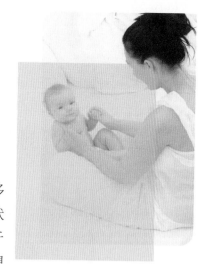

　　小儿推拿除运用十四经及经外奇穴外，本身还有许多特定的穴位。这些穴位不仅有"点"状的，还有"线"状及"面"状的，且以双手穴位居多，正所谓"小儿百脉汇于两掌"。进行小儿推拿的时候，找穴位是最重要的步骤，想要疗效好，就得找准穴位。小儿穴位定位方法有以下三种。

💬 一、指寸定位法

　　利用小儿自身手指作为测量穴位的尺度，中医称为"同身寸"。此法为小儿推拿取穴方法中最简便、最常用的方法。

 1. 拇指同身寸

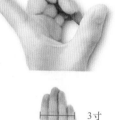

　　以小儿拇指指关节的横度作为 1 寸，多用于四肢部的直寸取穴。

 2. 中指同身寸

　　以小儿中指中节屈曲内侧两端横纹头之间为 1 寸，多用于四肢部取穴的直寸和背部取穴的横寸。

 3. 横指同身寸

　　横指同身寸又名"一夫法"，是将小儿食指、中指、无名指和小指并拢，以中指中节横纹处为准，四指横量作为 3 寸，多用于四肢及腹部的取穴。

💬 二、体表解剖标志定位法

体表解剖标志主要指分布于全身体表的各种标志，可分为固定标志和活动标志。以这些标志为依据来确定腧穴位置的方法，即为体表解剖标志定位法，可分为固定解剖标志定位法和活动解剖标志定位法。

1. 固定解剖标志定位法

固定解剖标志定位法是指利用五官、毛发、爪甲、乳头、脐窝和骨节凸起、凹陷及肌肉隆起等固定标志来取穴的方法。比较明显的标志，如鼻尖取素髎，两眉中间取印堂，两乳头之间取膻中等。两骨交接处，如锁骨肩峰端与肩胛冈交接处取巨骨，胸骨下端与肋软骨交接处取中庭。此外，肩胛骨下角平第 7 胸椎棘突，两侧髂嵴最高点连线平第 4 腰椎棘突。

2. 活动解剖标志定位法

活动解剖标志定位法是指利用关节、肌肉、皮肤随活动而出现的孔隙、凹陷、皱纹等活动标志来取穴的方法。如咀嚼时咬肌最隆起处取颊车，外展上臂时肩峰前下方的凹陷中取肩髃等。

💬 三、骨度分寸定位法

骨度分寸定位法又称为骨度分寸折量法、折骨定穴法，简称为骨度法。以骨节为主要标志测量周身各部的大小、长短，并依其比例折算尺寸作为定穴标准的方法。不论男女老少、高矮胖瘦都适用。常用骨度分寸定位说明见表 4-1。

表 4-1　　　　　　　　　　常用骨度分寸定位说明

部位	起止点	折量尺寸	说明
头面部	眉间（印堂）到前发际正中	3	用于确定头部经穴的纵向距离
	前发际正中到后发际正中	12	
	前额两发角（头维）之间	9	用于确定头前部经穴的横向距离
胸腹胁部	胸骨上窝（天突）到胸剑结合中点	9	用于确定胸部任脉经穴的纵向距离
	胸剑结合中点到脐中（神阙）	8	用于确定上腹部经穴的纵向距离
	脐中（神阙）到耻骨联合上缘（曲骨）	5	用于确定下腹部经穴的纵向距离
	两乳头之间	8	用于确定胸腹部经穴的横向距离
	腋窝顶点到第 11 肋游离端（章门）	12	用于确定胁部经穴的横向距离
背腰部	肩胛骨内缘到后正中线	3	用于确定背腰部经穴的横向距离
	肩峰缘到后正中线	8	用于确定肩背部经穴的横向距离
上肢部	肘横纹（平肘尖）到腕掌（背）侧横纹	12	用于确定前臂部经穴的纵向距离
	腋前、后纹头到肘横纹（平肘尖）	9	用于确定臂部经穴的纵向距离
下肢部	耻骨联合上缘到股骨内上髁上缘	18	用于确定下肢内侧足三阴经经穴的纵向距离
	臀横纹到膝中	14	用于确定下肢后侧经穴的纵向距离
	股骨大转子到膝中	19	用于确定下肢外侧经穴的纵向距离
	膝中到外踝尖	16	

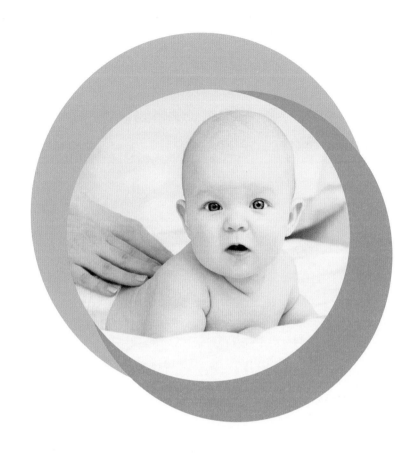

第五部分

小儿推拿常用穴位

小儿推拿

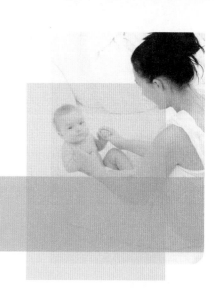

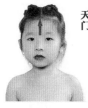

天门

定位：两眉中间至前发际成一直线。

功效：疏风解表、开窍醒脑、镇静安神。

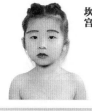

坎宫

定位：自眉头至眉梢成一直线。

功效：疏风解表、调节阴阳、醒脑明目、止头痛。

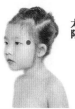

太阳

定位：外眼角与眉梢连线中点后方凹陷处。

功效：疏风解表、调节阴阳、清利头目、止头痛。

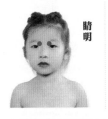

睛明

定位：目内眦稍上方处。

功效：泄热明目、祛风通络。

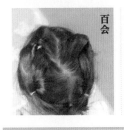

百会

定位：头顶正中线与两耳尖连线的交点，或后发际正中直上 7 寸，为人体督脉上的重要穴位。

功效：充盛阳气、益气固脱、扶正祛邪、清利头目。

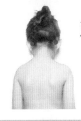

高骨

定位：耳后入发际，乳突后缘高骨下凹陷中。

功效：疏风解表、镇静安神、定惊。

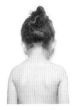

风池

定位：枕骨下方，胸锁乳突肌与斜方肌上端之间的凹陷处。或者双手掌贴住耳朵，十指自然张开抱头，拇指向上推，后颈发际左右各有一凹陷处。

功效：发汗解表、祛风散寒。

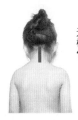

天柱骨

定位：颈后发际正中至大椎穴成一直线。

功效：祛风散寒、降逆止呕、清热。

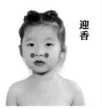

迎香

定位：鼻翼外缘旁开 0.5 寸，鼻唇沟中点凹陷处。

功效：宣肺气、通鼻窍。

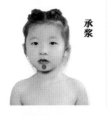

承浆

定位：下唇下，颏唇沟正中凹陷处。

功效：生津敛液、舒筋活络。

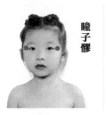

瞳子髎

定位：目外眦旁，在眶外缘处。

功效：降浊祛湿、疏风明目。

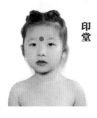

印堂

定位：两眉头连线中点处。

功效：镇静、醒脑、疏风。

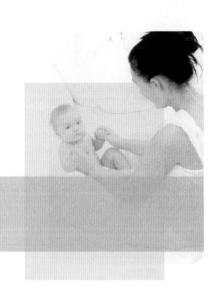

💬 二、胸腹部常用穴位

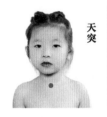

天突

定位：颈部，前正中线上，胸骨上窝中央。

功效：理气化痰、止咳平喘、利咽喉、降逆止呕。

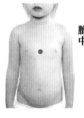

膻中

定位：胸部，前正中线上，平第 4 肋间，两乳头连线中点。

功效：理气顺气、止咳化痰、开胸散结。

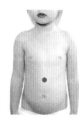

中脘

定位：肚脐上 4 寸，剑突与肚脐连线的中点。

功效：调中和胃、消食化积、健脾。

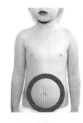

腹

定位：整个腹部。

功效：调理肠道、健脾和胃、理气消食。

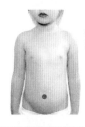

神阙

定位：肚脐正中央。

功效：益元固本、消积泄浊、温阳散寒、补益气血。

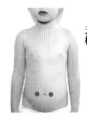

天枢

定位：肚脐旁开2寸，左右各一。

功效：疏调大肠、理气消滞。

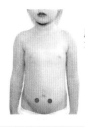

肚角

定位：脐下2寸，旁开正中线2寸，左右各一。

功效：行气、镇痛、镇惊、消导。

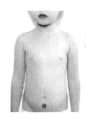

气海

定位：前正中线上，脐下1.5寸。

功效：利下焦、补元气、行气散滞。

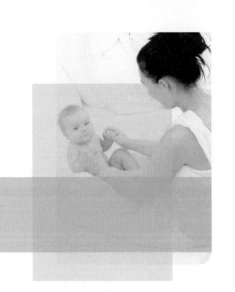

三、背腰部常用穴位

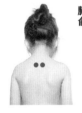

肺俞

定位：第 3 胸椎棘突下，旁开 1.5 寸。

功效：调肺气、补虚损、止咳嗽。

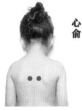

心俞

定位：第 5 胸椎棘突下，旁开 1.5 寸。

功效：宁心安神、宽胸理气。

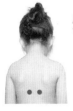

胆俞

定位：第 10 胸椎棘突下，旁开 1.5 寸。

功效：疏肝解郁、宽胸理气。

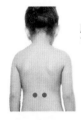

脾俞

定位：第 11 胸椎棘突下，旁开 1.5 寸。

功效：健脾胃、助运化、祛水湿。

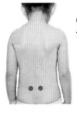

肾俞

定位：第 2 腰椎棘突下，旁开 1.5 寸。

功效：滋阴壮阳、补益肾元。

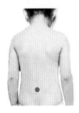

命门

定位：第 2 腰椎棘突下凹陷处。

功效：培元固本、强健腰膝。

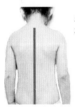

脊柱

定位：后背正中，整个脊柱，从大椎至尾骨成一直线。

功效：调阴阳、理气血、和脏腑、通经络、培元气、强腰脊、扶正祛邪、促进生长发育等。

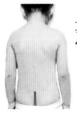

七节骨

定位：第 4 腰椎棘突至尾骨尖成一直线。

功效：推上七节骨为温、补、升，推下七节骨为清、泻、降。

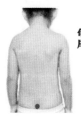

龟尾

定位：尾椎骨末端。

功效：止泻、通便。

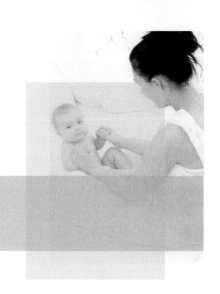

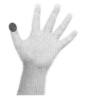

脾经

定位：拇指桡侧缘或拇指末节螺纹面。

功效：健脾胃、补气血、清热利湿、化痰止呕。

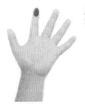

肝经

定位：食指末节螺纹面。

功效：平肝泻火、熄风镇惊、解郁除烦。

心经

定位：中指末节螺纹面。

功效：清热退心火。

肺经

定位：无名指末节螺纹面。

功效：补益肺气、宣肺清热。

肾经

定位：小指末节螺纹面。

功效：补肾益脑、温养下元、清利下焦湿热。

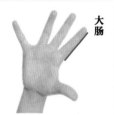

大肠

定位：食指桡侧缘，从指尖至指根成一直线。

功效：调理肠道、涩肠止泻、清热利湿通便。

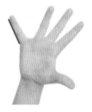

小肠

定位：小指尺侧缘，从指尖至指根成一直线。

功效：清热利尿、分清别浊。

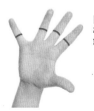

四横纹

定位：掌面，食指、中指、无名指、小指第1指间关节横纹。

功效：化积消疳、退热除烦、散瘀结。

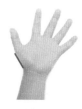

胃经

定位：掌面，拇指第 1 掌骨桡侧缘，赤白肉际。

功效：补胃经能健脾胃、助运化；清胃经能清中焦湿热。

板门

定位：手掌大鱼际平面。

功效：揉板门，健脾和胃、消食化滞、运达上下之气；板门推向腕横纹，健脾止泻；腕横纹推向板门，降逆止呕。

内劳宫

定位：手掌正中央。屈指时中指、无名指指端之间的中点。

功效：清热、凉血、镇惊、清虚热。

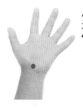

小天心

定位：大小鱼际交界处凹陷中。

功效：掐揉小天心有清热、镇惊、利尿、明目的作用。掐捣小天心能镇惊安神。

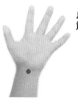

总筋

定位：腕横纹中点。

功效：镇惊、镇静、清心火、通调全身气机。

神门

定位：腕部腕掌侧横纹上，尺侧腕屈肌腱桡侧缘。

功效：补益心气、安神定志。

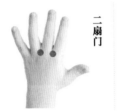

二扇门

定位：掌背中指根两侧凹陷处。

功效：发汗解表、温中散寒、退热平喘。

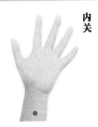

内关

定位：腕横纹上两寸，曲泽与总筋连线上。

功效：宁心安神、宣痹解郁、宽胸理气、宣肺平喘、缓急止痛、降逆止呕、调补阴阳气血、疏通经脉。

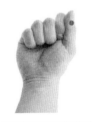

少商

定位：拇指桡侧指甲角旁 0.1 寸。

功效：宣肺清热。

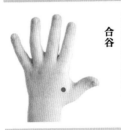

合谷

定位：在手背，第 1、2 掌骨之间，靠近第 2 掌骨中点处。

功效：宣肺清热、活血化瘀。

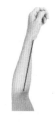

天河水

定位：前臂内侧正中，总筋至洪池（曲泽）成一直线，或自腕横纹中点至肘横纹中点成一直线。

功效：清热解表、泻火除烦。

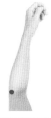

曲池

定位：屈肘，肘横纹外侧端与肱骨外上髁连线中点处。

功效：清热解毒。

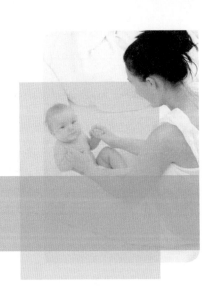

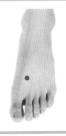

太冲

定位：在足背侧，第1、2跖骨结合部前方凹陷处。

功效：疏肝解郁、调畅情志。

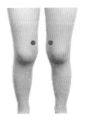

百虫

定位：髌骨内侧角上缘上2寸。

功效：疏风解表、发散外邪、透疹。

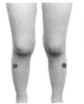

足三里

定位：外膝眼直下3寸，胫骨前沿旁开1寸处。

功效：调理脾胃、补中益气、通经活络、疏风化湿、扶正祛邪。

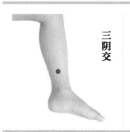

三阴交

定位：内踝直上 3 寸，胫骨后缘凹陷中。

功效：养阴清热、通调水道。

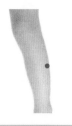

丰隆

定位：外踝尖与腘横纹连线的中点处，距离胫骨前沿 1.5 寸。

功效：化痰平喘、和胃。

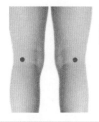

委中

定位：腘窝中央，股二头肌腱与半腱肌腱之间。

功效：定惊、止抽搐、坚筋骨。

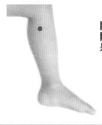

阴陵泉

定位：在小腿内侧，胫骨内侧髁后下方凹陷处。

功效：健脾祛湿。

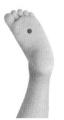

涌泉

定位：足前部凹陷处，第 2、3 趾趾缝与足跟中点连线前 1/3 与后 2/3 交点处。

功效：引火归元、滋阴补肾、促进骨骼生长、除烦。主治小儿惊风。

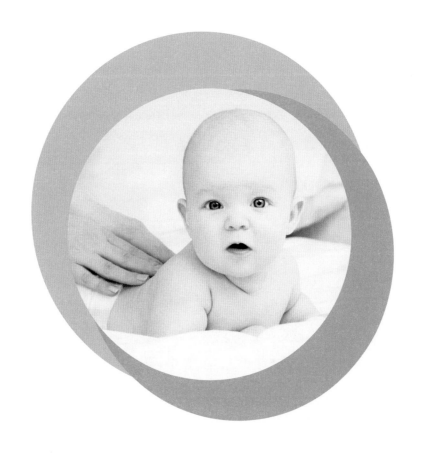

第六部分

常用小儿推拿手法

小儿推拿

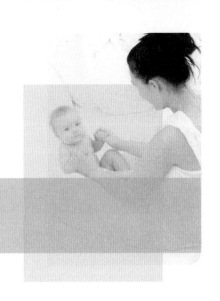

💬 一、小儿推拿基本手法

 1. 推法

推法是小儿推拿的主要手法，其运用手指或手掌作用在人体经穴上，沿特定方向推动。临床常用推法包括直推法、旋推法、分推法、合推法。

直推法

【操作】

术者用拇指桡侧缘或指腹，或食指、中指指腹在体表经穴上轻快地做单方向直线推动。

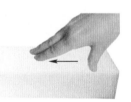

旋推法

【操作】

术者用拇指指腹着力于特定穴位上，做环旋推动。

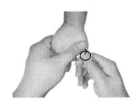

分推法

【操作】

术者双手拇指指腹由穴位中间向两边做分向推动。

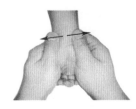

合推法

【操作】

与分推法相比较，术者用拇指指腹分别从穴位两边向中间靠拢推动。

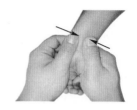

2. 揉法

揉法是以掌或指腹固定于治疗部位，顺时针或逆时针做柔和回旋运动。以指腹着力揉称之为指揉法，以大鱼际部着力揉称之为大鱼际揉法，以掌根着力揉称之为掌根揉法。

指揉法

【操作】

术者用拇指指腹，或中指指腹，或食指、中指、无名指指腹着力于治疗部位，腕部放松并做主动的环形运动，带动指腹在治疗部位上做轻柔、小幅度的环形揉动，并带动皮下组织一起揉动。

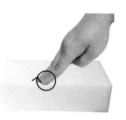

其中以拇指指腹着力，称为拇指揉法；以中指指腹着力，称为中指揉法；以食指、中指、无名指指腹着力，称为三指揉法。

大鱼际揉法

【操作】

术者以大鱼际着力于治疗部位，稍向下压，腕部放松，以前臂带动腕关节做小范围回旋运动，同时带动皮下组织一起揉动。

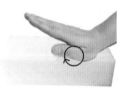

掌根揉法

【操作】

术者以掌根着力于治疗部位，稍向下压，腕部放松，以前臂带动腕关节做小范围回旋运动，同时带动皮下组织一起揉动。

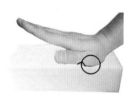

3. 按法

按法是用手指指腹或手掌按压治疗区并停留一定时间。依据着力部位不同，分为指按法、掌按法。

拇指按法

【操作】

术者手握空拳，用拇指指腹着力，置于治疗区上，向下垂直缓慢按压，并停留一定时间，然后放松，再次缓慢用力按压，如此反复。

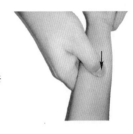

中指按法

【操作】

中指伸直，掌关节略曲，稍悬腕，用中指的指腹吸定在穴位上，垂直向下缓慢按压。其余同拇指按法。

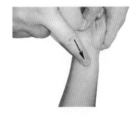

掌按法

【操作】

术者腕关节背伸，将掌心或掌根置于治疗区，向下垂直缓慢按压，停留一定时间。其余同指按法。对小儿忌用双掌重叠按法。

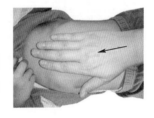

4. 摩法

摩法是以食指、中指、无名指、小指指腹或手掌面或大鱼际着力于治疗部位，做轻柔、环形且有节律的抚摩运动。依据不同着力面，分为指摩法、大鱼际摩法和掌摩法。

指摩法

【操作】

术者沉肩垂肘，四指并拢，以指腹着力于治疗部位，以肩关节带动前臂做顺时针（顺摩）或逆时针（逆摩）环形摩动。

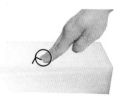

掌摩法

【操作】

术者沉肩垂肘，腕稍屈，以全掌面着力于治疗部位，以肩关节带动前臂做顺时针（顺摩）或逆时针（逆摩）环形摩动。

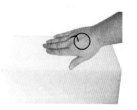

5. 掐法

掐法是用指甲刺压穴位，又称爪法、切法、指针法。临床一般采用拇指指甲掐法，常用于急救。

【操作】

术者拇指伸直，以指甲中峰垂直着力于治疗穴位上，其余四指于一侧协助，前臂缓慢用力，令指甲向下按压。

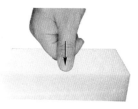

6. 捏法

捏法是用手指捏拿治疗部位的肌肤。小儿推拿特指捏脊法，就是用捏法沿脊柱或其两旁进行捏拿操作的推拿手法，分为拇指后位捏脊法与拇指前位捏脊法。

拇指后位捏脊法

【操作】

小儿俯卧，暴露被捏部位，术者将双手拇指桡侧置于脊柱两旁并顶住脊柱两旁的皮肤，食、中二指在前面按住，拇指、食指、中指同时配合将皮肤捏起，双手边捏边交替前行。

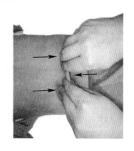

拇指前位捏脊法

【操作】

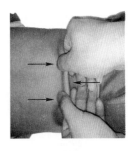

小儿俯卧，暴露被捏部位，术者拇指伸直前按，其余四指呈屈曲状重叠，并以食指中节桡侧顶住脊柱两旁皮肤，双手拇指、食指同时用力将皮肤捏起，双手边捏边交替前行。

 7. 运法

运法是用拇指或食、中二指指腹或掌面，着力于一定治疗穴位，做轻柔、缓慢的由此及彼的弧形或环形的推摩运动。

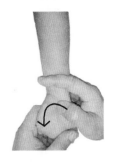

【操作】

术者辅手固定治疗部位，令其朝上暴露，将推手拇指或食、中二指指腹或掌面，置于治疗部位，做轻柔、缓慢的由此及彼的弧形或环形推摩运动。

8. 拿法

拿法是用拇指和食、中二指，或拇指和其余四指的指腹，在一定施术部位相对用力，实施提捏或揉捏的操作手法。

【操作】

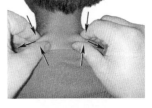

术者以单手或双手的拇指和食、中二指，或以拇指和其余四指的指腹，在一定施术部位相对用力，做一紧一松、持续不断的提提或揉捏。

 9. 搓法

搓法是用双手掌夹持治疗部位，做相对用力、方向相反的快速来回揉搓或同时缓慢上下移动的操作手法。

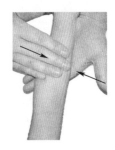

【操作】

小儿取坐位，上肢放松，自然下垂。术者立其侧，双手掌夹持小儿肩前和肩后，做相对用力、方向相反的快速来回揉搓，由肩部向下至腕部，再由腕部向上至肩部，如此反复数次。

10. 擦法

擦法是用手掌、手指或大小鱼际，着力于一定治疗部位，做直线快速往返的摩擦运动的操作方法。根据施术部位的不同，可分为掌擦法、指擦法、大鱼际擦法、小鱼际擦法。

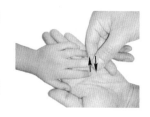

【操作】

术者以手掌面、指腹、大鱼际或小鱼际着力，在一定的经络、特定穴、治疗部位的体表上稍用力下压，以肩或肘关节作为支点，做肩肘关节的屈伸运动，带动施术部位在小儿体表做上下或左右方向的直线快速往返的摩擦运动，令其产生一定的温热刺激。以全掌着力为掌擦法；以食指、中指、无名指着力为指擦法；以小鱼际着力为小鱼际擦法；以大鱼际着力为大鱼际擦法。

11. 捻法

捻法是用拇指和食指捏住一定治疗部位做来回揉搓（如捻线状）的操作手法。捻法为推拿辅助手法。

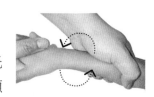

【操作】

术者用拇指指腹和食指指腹或桡侧缘捏住治疗部位，相对用力做如捻线状的快速来回搓揉动作。

12. 摇法

摇法是被动环形活动小儿关节的一种操作手法。

【操作】

术者一手托握或扶住受术关节的近端，以作固定；另一手托握受术关节的远端，协同用力做轻柔的、幅度范围由小到大的顺时针或逆时针的环形旋转运动。

13. 捣法

用中指端或屈曲的食、中二指近端指间关节背面，有节律地轻叩穴位，称之为捣法。

【操作】

术者一手握住小儿的手，令其掌心朝上，以另一手中指端或屈曲的食、中二指近端指间关节背面着力，以腕关节主动屈伸运动来发力，轻轻地、富有节律地叩击穴位。

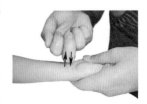

14. 捏挤法

术者用双手拇指、食指分别捏住治疗部位，继而同时向中心用力挤推，一挤一放，如此反复，称之为捏挤法。

【操作】

小儿取卧位或坐位，暴露治疗部位，术者两手拇指、食指对称地捏住治疗部位，相对用力向治疗部位中心挤推，一挤一放，反复操作，以局部皮肤红紫或紫黑为度。

15. 刮法

术者用手指或边缘光滑的器具，在一定穴位或部位上做单方向直线的刮动，称之为刮法。

【操作】

小儿取舒适体位，暴露受术部位，术者用手指（拇指桡侧缘或食指、中指指腹）或边缘光滑的器具（刮痧板、汤匙、硬币等）蘸上液体介质（清水、麻油、刮痧油等），紧贴皮肤，稍用力做单方向直线的快速推动。

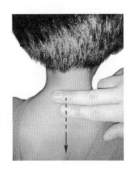

💬 二、小儿推拿复式手法

✳ 1. 运土入水

【操作】

让小儿取坐位或卧位，或将小儿抱于家长怀中，术者以辅手握紧小儿的手指，令其掌心朝上，以推手拇指用运法，由小儿拇指指腹的脾经穴起，沿拇指掌面桡侧、大鱼际桡侧、小天心、小鱼际尺侧缘、掌小横纹，运至小指指腹的肾经穴止。因脾属土，肾属水，故名。

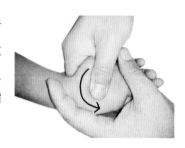

【功效】

清脾胃之湿热，补肾水之不足。

常用于小儿消化不良、腹胀、泄泻、小便赤涩等病症。

✳ 2. 运水入土

【操作】

让小儿取坐位或卧位，或将小儿抱于家长怀中，术者以辅手握紧小儿的手指，令其掌心朝上，以推手拇指用运法，由小儿小指的肾经穴起，沿手掌边缘、掌小横纹、小天心、大鱼际桡侧缘，运至拇指指腹的脾经穴止。因肾属水，脾属土，故名。

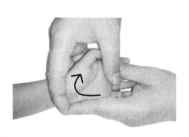

【功效】

健运脾胃、润燥通便。

常用于小儿脾胃虚弱之食欲不振、食谷不化、腹泻、便秘、疳积等病症。

3. 水底捞明月

【操作】

让小儿取坐位或卧位，或将小儿抱于家长怀中，术者以左手握住小儿左手四指，令其掌心朝上，用右手食、中二指固定小儿的腕部，紧接着用右手拇指指腹由小儿小指指尖，推至小天心处，再转入内劳宫穴，同时轻拂而起，如捞明月之状。

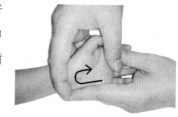

或术者以辅手握住小儿四指，令其掌心朝上，用冷水滴入小儿掌心，以推手拇指指腹着力，在小儿内劳宫穴做旋推，且边推边向掌心吹凉气。

【功效】

清热凉血、除烦宁心。

常用于小儿高热、实热。尤其适用于高热神昏、烦躁不安、热入营血的各类实证。

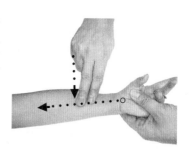

 ### 4. 打马过天河

【操作】

让小儿取坐位或卧位，或将小儿抱于家长怀中，术者左手握小儿的手，使其掌心朝上，右手先以其拇指指腹在小儿内劳宫穴施以运法 20 ~ 50 次；接着用食指、中指指面从小儿腕横纹沿天河水密集拍打至肘横纹。

【功效】

清凉退热、通经行气。

常用于高热神昏、烦躁谵语、上肢麻木等病症。

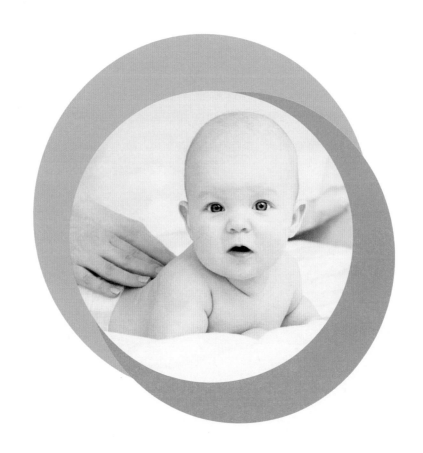

第七部分

孩子不生病、少生病，小儿推拿保驾护航

小儿推拿

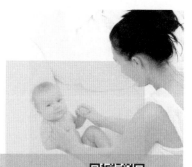

一、宝宝气血通畅，增强免疫力、少生病

　　小儿出生6个月后，来自母体的抗体逐渐消失，6个月到6周岁，免疫系统尚未发育完善，易患各种感染性疾病。此时，通过小儿推拿使气血通畅，以调整阴阳，协调脏腑，增强免疫力，可以减少感染性疾病的发生，起到预防和保健的作用。

穴位　　①肾俞 ②脊柱 ③足三里 ④涌泉

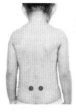

肾俞

功效：滋阴壮阳、补益肾元。

定位：第2腰椎棘突下，旁开1.5寸。

操作：用两手拇指或食指指腹按揉。

时间：3～5分钟。

脊柱

功效：调阴阳、理气血、和脏腑、通经络、培元气，强腰脊、扶正祛邪、促进生长发育。

定位：后背正中，整个脊柱，从大椎至尾骨成一直线。

操作：用拇指与食指、中指捏拿起脊旁皮肤，两手交替推进，边推边拿捏。

时间：2～5分钟。

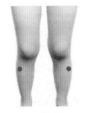

足三里

功效：调理脾胃、补中益气、通经活络、疏风化湿、扶正祛邪。
　　　足三里是一个能防治多种疾病、强身健体的重要穴位。
定位：外膝眼直下 3 寸，胫骨前沿旁开 1 寸处。
操作：用拇指指腹按揉该穴。
时间：3 ~ 5 分钟。

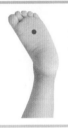

涌泉

功效：引火归元、滋阴补肾、除烦。
定位：足前部凹陷处，第 2、3 趾趾缝与足跟中点连线前 1/3 与后 2/3
　　　交点处，是肾经的首穴。
操作：将拇指指腹置于该穴按揉。
时间：3 ~ 5 分钟。

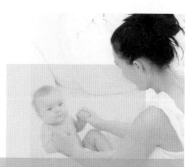

 ## 二、吃好、喝好，妈妈安心

　　小儿脾常不足，因脾胃娇嫩，易为饮食所伤，出现食欲不振、积滞、泄泻、消瘦等症状。小儿推拿有调中和胃、消食化积、健脾之功效，从而能改善食欲，帮助消化。

穴位　①中脘 ②足三里 ③脊柱 ④天枢 ⑤运水入土 ⑥脾经

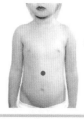

中脘

功效：调中和胃、消食化积、健脾。
定位：肚脐上 4 寸，剑突与肚脐连线的中点。
操作：将食指或中指指腹置于该穴揉动。
时间：3 ~ 5 分钟。

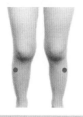

足三里

功效：调理脾胃、补中益气、通经活络、疏风化湿、扶正祛邪。
定位：外膝眼直下 3 寸，胫骨前沿旁开 1 寸处。
操作：用拇指指腹按揉该穴。
时间：3 ~ 5 分钟。

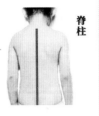

脊柱

功效：调阴阳、理气血、和脏腑、通经络、培元气、强腰脊、扶正祛邪、促进生长发育。

定位：后背正中，整个脊柱，从大椎至尾骨成一直线。

操作：用拇指与食指、中指捏拿起脊旁皮肤，两手交替推进，边推边拿捏。

时间：2～5分钟。

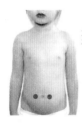

天枢

功效：疏调大肠、理气消滞。

定位：肚脐旁开2寸，左右各一。

操作：用双手拇指指腹同时按揉。若中指置于神阙，食指与无名指分别置于天枢，同时揉三穴，称揉脐并天枢。

时间：3～5分钟。

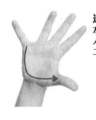

运水入土

功效：健运脾胃、润燥通便。

操作：用拇指做运法，由小儿小指肾经穴起，沿手掌边缘、掌小横纹、小天心、大鱼际桡侧缘，运至拇指指腹脾经穴止。

时间：3～5分钟。

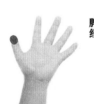

脾经

功效：健脾胃、补气血、清热利湿、化痰止呕。

定位：拇指螺纹面处。

操作：将拇指置于该穴旋推。

时间：3～5分钟。

[食疗小验方] 炒麦芽山楂饮

材料：麦芽 10 克、山楂片 3 克、红糖适量。

做法及食用方法：先将麦芽炒至焦黄，加山楂片、清水适量，煮浓取汁 100 ~ 200 毫升，加适量红糖，候温即可饮用。

功效：开胃消食。

[艾灸小验方]

艾灸足三里，采用悬灸，每次灸 10 ~ 15 分钟，每天 1 次。

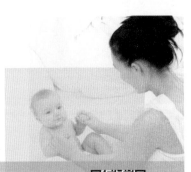

三、长得高、长得快，先天不足后天补

骨骼健康发育是儿童长高的基础，肾主骨，骨骼发育取决于肾气是否旺盛；通过小儿推拿养肾补气，疏通经络和运行全身气血，利于骨骼的发育。1 周岁前和青春期是身高快速增长的两个阶段，这两个阶段进行推拿，对促进体格发育能起到很好的作用。另外，多运动和多晒太阳，增加钙和蛋白质的摄入，对增高也很重要。

穴位　①脊柱 ②腹 ③百会 ④涌泉

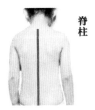

脊柱

功效：调阴阳、理气血、和脏腑、通经络、培元气、强腰脊、扶正祛邪、促进生长发育。

定位：后背正中，整个脊柱，从大椎至尾骨成一直线。

操作：用拇指与食指、中指捏拿起脊旁皮肤，两手交替推进，边推边拿捏。

时间：2 ~ 5 分钟。

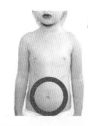

腹

功效：调理肠道、健脾和胃、理气消食。

定位：腹部。

操作：用手掌或用食指、中指、无名指指腹在腹部做顺时针摩腹。

时间：3 ～ 5 分钟。

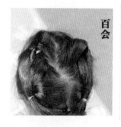

百会

功效：充盛阳气、益气固脱、扶正祛邪、清利头目。

定位：头顶正中线与两耳尖连线的交点。后发际正中直上 7 寸，为督脉上的重要穴位。

操作：将拇指或食指指腹置于该穴按揉。

时间：1 ～ 3 分钟。

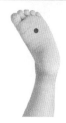

涌泉

功效：引火归元、滋阴补肾，促进骨骼生长。

定位：足前部凹陷处，第 2、3 趾趾缝与足跟中点连线前 1/3 与后 2/3 交点处，是肾经的首穴。

操作：将拇指指腹置于该穴按揉。

时间：3 ～ 5 分钟。

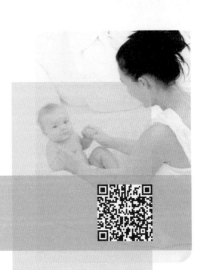

四、助睡眠

　　睡眠是一种保护性机制，可使疲劳神经细胞有效恢复。年龄越小睡眠时间越长，新生儿每天的睡眠时间长达 18 ~ 22 小时，1 岁前的婴儿睡眠时间为 12 ~ 16 小时，4 ~ 6 岁为 11 ~ 12 小时。儿童在充分的睡眠中，悄悄健康成长。小儿推拿能够镇静安神，让宝宝睡得香甜。

穴位　①神门 ②内关 ③心俞 ④足三里

神门

功效：补益心气、安神定志。

定位：腕横纹上，尺侧腕屈肌腱桡侧缘。

操作：用拇指指腹按揉神门穴。

时间：3 ~ 5 分钟。

内关

功效：宁心安神、宣痹解郁、宽胸理气、宣肺平喘、缓急止痛、降逆止呕、调补阴阳气血、疏通经脉。

定位：腕横纹上两寸，曲泽与总筋连线上。

操作：将拇指指腹置于该穴揉动。

时间：3 ~ 5 分钟。

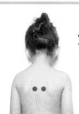

心俞

功效：定心安神、补益心气。

定位：第5胸椎棘突下方，后正中线旁开1.5寸，左右各一。

操作：将拇指或食指指腹置于该穴按揉。

时间：3～5分钟。

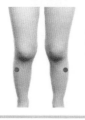

足三里

功效：调理脾胃、补中益气、通经活络、疏风化湿、扶正祛邪。

定位：外膝眼直下3寸，胫骨前沿旁开1寸处。

操作：用拇指指腹按揉该穴。

时间：3～5分钟。

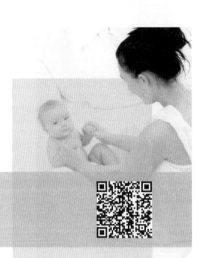

五、益智健脑

　　俗话说，"三岁看大，七岁看老"。宝宝3岁、7岁时，大脑的重量分别达到成人的70%、90%；3岁时大脑皮层细胞已大致分化完成，7岁时已与成人的无大区别。在脑细胞发育最快速的婴幼儿期做小儿推拿，可以促进神经系统的进一步发育。

　　同时补充足够的含优质蛋白的食物、含有多不饱和脂肪酸的深海鱼、菜籽油等，能促进儿童智力发育，让孩子更聪明。

穴位 　①百会 ②脊柱 ③足三里 ④涌泉

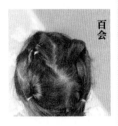

百会

功效：充盛阳气、益气固脱、扶正祛邪、清利头目。

定位：头顶正中线与两耳尖连线的交会点。

操作：将拇指或食指指腹置于该穴按揉。

时间：1～3分钟。

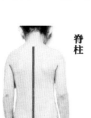

脊柱

功效：调阴阳、理气血、和脏腑、通经络、培元气、强腰脊、扶正祛邪、促生长发育等。

定位：后背正中，整个脊柱，从大椎至尾骨成一直线。

操作：用拇指与食指、中指捏拿起脊旁皮肤，两手交替推进，边推边拿捏。

时间：3～5分钟。

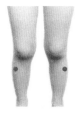

足三里

功效：调理脾胃、补中益气、通经活络、疏风化湿、扶正祛邪。

定位：外膝眼直下3寸，胫骨前沿旁开1寸处。

操作：用拇指指腹按揉该穴。

时间：3～5分钟。

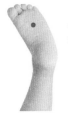

涌泉

功效：引火归元、滋阴补肾、除烦。

定位：足前部凹陷处，第2、3趾趾缝之间与足跟中点连线前1/3与后2/3交点处。

操作：将拇指指腹置于该穴按揉。

时间：3～5分钟。

［食疗小验方1］枸杞鸡

材料：母鸡1只，枸杞子30克，精盐、胡椒适量。

做法：将母鸡去皮、爪及内脏，洗净，将枸杞子装入鸡腹内，鸡腹部向上，放入盘内摆上姜葱，加盐、胡椒，隔水蒸1小时。

功效：明目、补益心智。

[食疗小验方 2] 猪骨核桃汤

材料：猪骨 500 克，核桃仁 50 克，精盐适量。

做法：将猪骨打碎，与核桃仁一起放入锅内加水炖 1 小时，加适量精盐调味。

功效：补肾益髓、补脑益智。

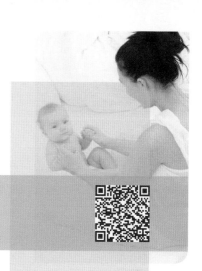

●●● 六、预防近视

儿童用眼过度导致长期视觉疲劳，出现心阳不足、肝肾亏虚、脾虚气弱。经常进行小儿推拿能疏通气血，缓解疲劳，预防近视。

深海鱼、菜籽油富含多不饱和脂肪酸，胡萝卜、木瓜、杧果等富含 β-胡萝卜素，动物肝脏、牛奶富含维生素 A，食用这些食物有助于保护视力。枸杞子、决明子、车前子代茶饮可清肝明目、保护视力。

穴位 ①睛明 ②天门 ③瞳子髎 ④太阳

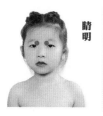

睛明

功效：明目、解除眼睛疲劳、预防近视。

定位：目内眦稍上方。

操作：用双手拇指或食指指腹揉动。

时间：3 ~ 5 分钟。

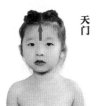

天门

功效：疏风解表、开窍醒脑、镇静安神。

定位：两眉中间至前发际成一直线。

操作：两手拇指自眉心交替直推至发际。

时间：3 ~ 5 分钟。

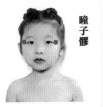

瞳子髎

功效：清肝明目。

定位：目外眦外侧。

操作：将两手拇指或食指置于该穴按揉。

时间：3 ~ 5 分钟。

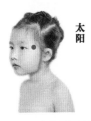

太阳

功效：疏风解表、调节阴阳、清利头目、止头痛。

定位：外眼角与眉梢连线中点后方凹陷处。

操作：用双手中指和食指指腹揉动。

时间：3 ~ 5 分钟。

[食疗小验方 1] 黑芝麻糊

材料：黑芝麻 500 克、核桃 500 克、牛奶及蜂蜜适量。

做法及食用方法：先用文火将核桃炒熟，然后再捣碎；黑芝麻先洗净，然后用文火炒干，研磨成粉；将核桃粉、黑芝麻粉、牛奶、蜂蜜搅拌均匀后饮用，每天 1 次。

功效：补肝肾、养血明目，适用于各种近视。

［食疗小验方 2］　明目汤

材料：枸杞子 10 克、桂圆肉 10 个、山萸肉 15 克、陈皮 3 克、蜂蜜 1 匙。

做法及食用方法：将枸杞子、陈皮放在纱布内扎好，然后与桂圆肉一起放入锅中，加适量水，煮沸半小时后，取桂圆肉及汤，并加蜂蜜食用。

功效：补益心肝、养血明目，适用于近视。

［食疗小验方 3］　菊花决明饮

材料：菊花 10 克、生山楂片 15 克、决明子 15 克。

做法及食用方法：将决明子、菊花、生山楂片同煮取汁，加入适量红糖分次服用，每天 1 剂。

功效：清肝明目，适用于近视。

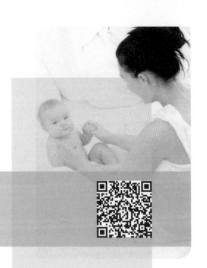

七、胖宝宝要健康

小儿肥胖主要与能量过剩、缺乏运动有关。中医认为脾虚痰湿、脾胃俱盛、脾肾阳虚是导致儿童肥胖的原因，小儿推拿能调节阴阳气血、改善脏腑功能，使机体阴平阳秘。配合控制能量的摄入，多运动，增加基础代谢率，促进新陈代谢，从小培养健康的生活方式。

穴位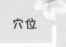

①足三里 ②脾经 ③腹 ④大肠

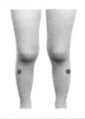

足三里

功效：调理脾胃、补中益气、通经活络、疏风化湿、扶正祛邪。

定位：外膝眼直下3寸，胫骨前沿旁开1寸处。

操作：用拇指指腹按揉该穴。

时间：3～5分钟。

脾经

功效：健脾胃、补气血、消食助运、运化痰湿。

定位：拇指螺纹面处。

操作：将拇指置于该穴旋推。

时间：3～5分钟。

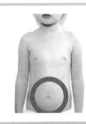

腹

功效：调理肠道、健脾和胃、理气消食。

定位：腹部。

操作：用手掌或用食指、中指、无名指指腹在腹部做顺时针摩腹。

时间：3 ~ 5分钟。

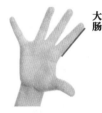

大肠

功效：调理肠道、消食导滞、清热利湿。

定位：食指桡侧缘，从指尖至指根成一直线。

操作：用拇指、食指或中指指腹由小儿食指桡侧缘指根推向指尖，反复操作，称调理大肠。

时间：3 ~ 5分钟。

［食疗小验方］ 陈皮苡仁汤

材料：苡仁30克、鸡蛋一枚、陈皮5克。

做法及食用方法：苡仁加入适量清水，煮沸后加入陈皮5克，文火煨熬煮烂，将一个鸡蛋打散后搅入，武火煮沸，分次服用，每天1剂。

功效：健脾利湿，适用于脾虚痰湿型小儿。

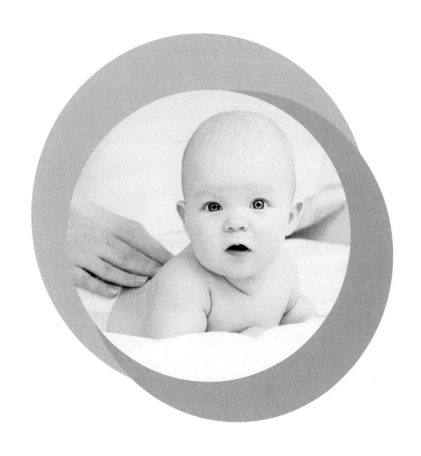

第八部分

儿童常见问题，推拿为你解决

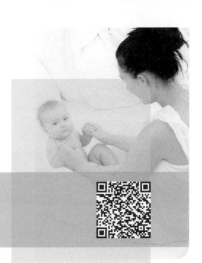

一、感冒

小儿感冒也称为小儿急性上呼吸道感染。正气不足，卫外不固，造成屡感外邪，邪毒久恋，稍愈又作，表现为鼻塞、流涕、头痛、发热、恶寒等。小儿推拿能疏风解表，调节阴阳。

穴位

主穴：①风池 ②天门 ③坎宫 ④肺经 ⑤足三里 ⑥合谷
随症配穴：外感风热型加⑦天河水
外感风寒型加⑧二扇门

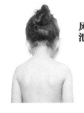

风池

功效：发汗解表、祛风散寒。
定位：枕骨下方，胸锁乳突肌与斜方肌上端之间的凹陷处，约平耳垂，左右各一。
操作：一手扶于小儿头部，另一手用食指和拇指置于两穴拿揉。
时间：3～5分钟。

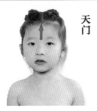

天门

功效：疏风解表、开窍醒脑、镇静安神。
定位：两眉中间至前发际成一直线。
操作：两拇指自眉心交替直推至发际。
时间：3～5分钟。

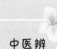

中医辨证分型

1.外感风热型：恶风，发热重，有汗或无汗，头痛，鼻塞、流脓涕，喷嚏，咳嗽，痰黄黏，咽红或肿，口干而渴，舌质红，苔薄白或黄，脉浮数，指纹滞。

2.外感风寒型：恶寒，发热不重，无汗，头痛，鼻塞、流清涕，喷嚏，轻微咳嗽，舌质偏淡，苔薄白，脉浮紧，指纹淡红。

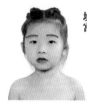

坎宫

功效：疏风解表、调节阴阳、醒脑明目，止头痛。

定位：自眉头至眉梢成一直线，左右对称。

操作：两手拇指自眉头沿两侧向眉梢分推，其余四指轻放在头部两侧固定之。

时间：1～3分钟。

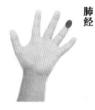

肺经

功效：补益肺气、宣肺清热。

定位：无名指螺纹面处。

操作：操作者一手持小儿无名指，另一手用食指和中指或无名指由指根向指尖方向离心推，为清肺经。

时间：3～5分钟。

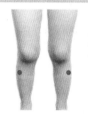

足三里

功效：调理脾胃、补中益气、通经活络、疏风化湿、扶正祛邪。

定位：外膝眼直下3寸，胫骨前沿旁开1寸处。

操作：用拇指指腹按揉该穴。

时间：3～5分钟。

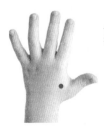

合谷

功效：宣肺清热、活血化瘀。

定位：第1、2掌骨之间，靠近第2掌骨中点处。

操作：将拇指指腹置于该穴按揉或揉动。

时间：1～3分钟。

天河水

功效：清热解表、泻火除烦。

定位：前臂内侧正中，总筋至洪池（曲泽）成一直线。

操作：左手握住小儿的手，使其掌心向上，用右手食指、中指指面从小儿腕横纹推向肘横纹（向心方向直推），为清天河水。

时间：1分钟左右。

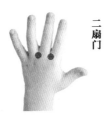

二扇门

功效：发汗解表、温中散寒、退热平喘。

定位：掌背中指根两侧凹陷处。

操作：将拇指、食指指端置于二扇门掐揉。

时间：1～3分钟。

[食疗小验方1] 紫苏生姜饮

材料：生姜6克、紫苏叶5克、红糖适量。

做法及服法：将生姜洗净，切片，与紫苏叶同放入锅中，加清水250毫升，煎煮15分钟，去渣取汁，加入红糖适量，分次饮用，每天1剂。

功效：用于外感风寒型感冒。

[食疗小验方2] 菊花芦根茶

材料：杭菊5克、鲜芦根20克、冰糖适量。

做法及服法：将鲜芦根洗净，切成小段，将杭菊花同放入砂锅，加清水500毫升，中火煎煮20分钟取汁，调入适量冰糖，分次饮用，每天1剂。

功效：用于外感风热型感冒。

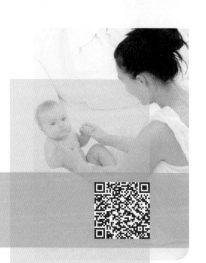

二、发热

小儿正常腋温为 36~37.2 ℃。37.3~38 ℃为低热，38.1~39 ℃为中热，39.1~40 ℃为高热，40 ℃以上为超高热。发热常伴有面赤唇红、烦躁不安、大便干燥等症状。小儿推拿能快速降温，缓解发热症状。

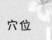

穴位

主穴：①天门 ②坎宫 ③太阳 ④肺经 ⑤天河水
随症配穴：外感风寒型加⑥风池 ⑦二扇门
外感风热型加⑧脊柱

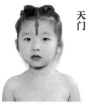

天门

功效：疏风解表、开窍醒脑、镇静安神。
定位：两眉中间至前发际成一直线。
操作：两手拇指自眉心交替直推至发际。
时间：3 ~ 5分钟。

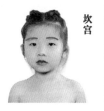

坎宫

功效：疏风解表、调节阴阳、醒脑明目、止头痛。
定位：自眉头至眉梢成一直线，左右对称。
操作：两手拇指自眉头沿两侧向眉梢分推，其余四指轻放在头部两
侧固定之。
时间：1 ~ 3分钟。

中医辨证分型

1. 外感风热型：恶风，发热，微汗出，口干，咽痛，鼻塞流黄涕，面红，头痛，烦躁，苔薄黄，指纹红紫。
2. 外感风寒型：恶寒，发热，怕冷，虽身热而欲近衣被，头痛，咽痒无汗，鼻塞流清涕，苔薄白，指纹红。

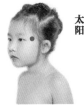

太阳

功效：疏风解表、调节阴阳、清利头目、止头痛。

定位：外眼角与眉梢连线中点后方凹陷处。

操作：用双手中指和食指指腹揉动。

时间：3 ~ 5 分钟。

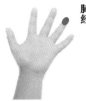

肺经

功效：补益肺气、宣肺清热。

定位：无名指螺纹面处。

操作：操作者一手持小儿无名指，另一手用食指和中指或无名指由指根向指尖方向离心推，为清肺经。

时间：3 ~ 5 分钟。

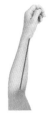

天河水

功效：清热解表、泻火除烦。

定位：前臂内侧正中，总筋至洪池（曲泽）成一直线。

操作：左手握住小儿的手，使其掌心向上，用右手食指、中指指面从腕横纹推向肘横纹，为清天河水。

时间：3 ~ 5 分钟。

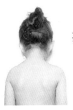

风池

功效：发汗解表、祛风散寒。

定位：枕骨下方、胸锁乳突肌与斜方肌上端之间的凹陷处，约平耳垂，左右各一。

操作：一手扶于小儿头部，另一手用食指和拇指置于两穴拿揉。

时间：3 ~ 5 分钟。

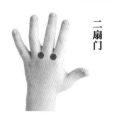

二扇门

功效：发汗解表、温中散寒、退热平喘。

定位：掌背中指根两侧凹陷处。

操作：将拇指、食指指端置于二扇门掐揉。

时间：1～3分钟。

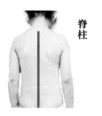

脊柱

功效：调阴阳、理气血、和脏腑、通经络、培元气、强腰脊、扶正祛邪、促进生长发育。

定位：后背正中，整个脊柱，从大椎至尾骨成一直线。

操作：用拇指与食指、中指捏拿起脊旁皮肤，两手交替推进，边推边拿捏。

时间：2～5分钟。

[退烧小验方 1] 金银花芦根煮水泡澡

材料：金银花30克、芦根30克、柴胡30克、青蒿30克、香薷30克、生姜4片。

做法及用法：将上述材料煮水后，降至适宜温度，泡澡至微微发汗。

[退烧小验方 2] 石膏粉外敷

做法及用法：20克石膏粉和适量白醋调成糊状，放在棉垫上敷在双侧涌泉穴上，敷10～15分钟。

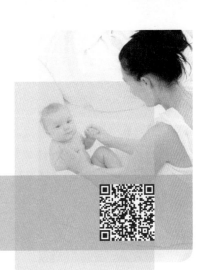

💬 三、咳嗽

咳嗽是指肺气不清，失于宣肃，上逆作声而引起，以咳嗽为其证候特征。小儿推拿能宣发肺气，降逆止咳。如伴有发热，给予清淡流质饮食，多饮水。

穴位

主穴：①天门 ②坎宫 ③太阳 ④肺经
　　　⑤膻中 ⑥肺俞
随症配穴：外感风寒型加⑦二扇门
　　　　　外感风热型加⑧天河水

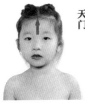

天门

功效：疏风解表、开窍醒脑、镇静安神。
定位：两眉中间至前发际成一直线。
操作：两手拇指自眉心交替直推至发际。
时间：3～5分钟。

坎宫

功效：疏风解表、调节阴阳、醒脑明目、止头痛。
定位：自眉头至眉梢成一直线，左右对称。
操作：两手拇指指腹自眉头沿两侧向眉梢分推，其余四指轻放在头部两侧固定之。
时间：1～3分钟。

中医辨
证分型

1.外感风寒型：痰、涕清稀色白，恶寒重而无汗，苔薄白。
2.外感风热型：痰、涕黄稠，怕冷而微汗出，口渴，咽痛，发热，苔薄黄，脉浮数。

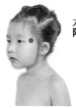

太阳

功效：疏风解表、调节阴阳、清利头目、止头痛。
定位：外眼角与眉梢连线中点后方凹陷处。
操作：用双手食指或中指指腹揉动。
时间：3～5分钟。

肺经

功效：补益肺气、宣肺清热。
定位：无名指螺纹面处。
操作：用食指和中指或无名指由指根向指尖方向离心推，为清肺经。
时间：3～5分钟。

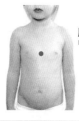

膻中

功效：理气顺气、止咳化痰、开胸散结。
定位：胸部，前正中线上，平第4肋间，两乳头连线中点。
操作：将食指或中指指腹置于该穴揉动。
时间：1分钟左右。

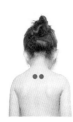

肺俞

功效：调肺气、补虚损、止咳嗽。
定位：第3胸椎棘突下，旁开1.5寸，左右各一。
操作：用两拇指或食指指腹在肺俞穴揉动。
时间：3～5分钟。

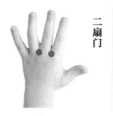

二扇门

功效：发汗解表、温中散寒、退热平喘。

定位：掌背中指根两侧凹陷处。

操作：将拇指、食指指端置于二扇门掐揉。

时间：1～3分钟。

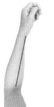

天河水

功效：清热解表、泻火除烦。

定位：前臂内侧正中，总筋至洪池（曲泽）成一直线。

操作：左手握住小儿的手，用右手食指和中指向心方向直推天河水。

时间：1分钟左右。

［食疗小验方1］陈皮白果薏米粥

材料：陈皮5克、白果5个、炒薏仁15克、大米50克。

做法：白果去壳后放入热水中浸泡半分钟，撕去皮。锅中加1 000毫升水，放入炒薏仁、大米、陈皮，用大火烧沸后改小火煮约20分钟，再放入白果煮20分钟。

功效：用于治疗痰湿型咳嗽。

［食疗小验方2］二参玉竹瘦肉汤

材料：西洋参3克、红参5克、玉竹10克、瘦肉50克。

做法：将所有材料共煲成汤饮用。

功效：用于治疗气虚型咳嗽。

注意：燥咳无痰、大便干结者不宜食用。

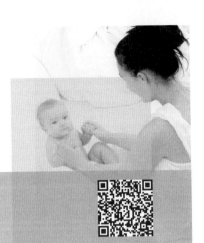

四、扁桃体炎

　　急性或慢性炎症的扁桃体炎是一种小儿常见病，4～6岁发病率较高。常见原因为细菌感染，扁桃体肿大，严重时扁桃体会红肿、化脓，并引起发热。主要是营卫失和，邪毒留恋。可见恶寒怕热，不耐寒凉，平时汗多，伴有咽红不消退，舌淡红。小儿推拿能加速气血运行，从而促进炎症的祛除。

穴位

主穴：①肺经 ②天突 ③大肠 ④合谷
随症配穴：风热外袭型加⑤少商
　　　　　阴虚火旺型加⑥涌泉

肺经

功效：补益肺气、宣肺清热。
定位：无名指螺纹面处。
操作：用食指和中指或无名指由指根向指尖方向离心推。
时间：3～5分钟。

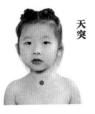

天突

功效：理气化痰、止咳平喘、利咽喉、催吐催咳、降逆止呕。
定位：颈部，当前正中线，胸骨上窝凹陷处。
操作：用食指或中指指腹揉动天突穴。
时间：3～5分钟。

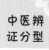

中医辨
证分型

1.风热外袭型：发热，恶风，微汗出，口干，咽痛，面红，头痛，烦躁，苔薄黄，指纹红紫。

2.阴虚火旺型：反复发热，一日三五次，手足心热，潮热盗汗，颧红，容易哭闹，脾气暴躁，大便干硬，胃纳欠佳，舌红干少苔，脉细数，指纹淡紫。

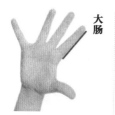

大肠

功效：调理肠道、涩肠止泻、清热利湿通便。

定位：食指桡侧缘，从指尖至指根成一直线。

操作：用食指或中指从指根推向指尖，为清大肠。

时间：3 ~ 5分钟。

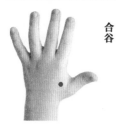

合谷

功效：宣肺清热、活血化瘀。

定位：第1、2掌骨之间，靠近第2掌骨中点处。

操作：将拇指指腹置于该穴按揉或揉动。

时间：1 ~ 3分钟。

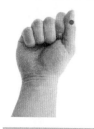

少商

功效：宣肺清热。

定位：拇指桡侧指甲角旁0.1寸。

操作：用拇指指甲置于该穴掐。

时间：1分钟左右。

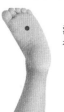

涌泉

功效：引火归元、滋阴补肾、除烦。

定位：位于足前部凹陷处，第2、3趾趾缝与足跟中点连线前1/3与后2/3交点处。

操作：将食指或拇指置于该穴按揉。

时间：3 ~ 5分钟。

[食疗小验方] 金银花蒲公英汁

材料：鲜金银花 20 克、鲜蒲公英 60 克。

做法及服法：将鲜金银花、鲜蒲公英分别洗净，用温开水浸泡 1 分钟，捞出后捣烂取汁，加糖适量，分次饮用，每天 1 剂。

功效：清热解毒。

注意：蚕豆病患者不宜服用金银花。

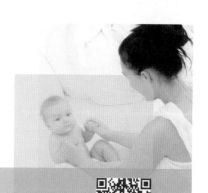

 五、鼻炎

鼻炎也叫过敏性鼻炎，以鼻塞、流涕、遇冷空气打喷嚏为主要症状。鼻炎可分为急性鼻炎和慢性鼻炎，过敏为其常见病因。中医常见辨证分型有风寒犯肺型与肺脾气虚型。

穴位	主穴：①风池 ②黄蜂入洞 ③足三里
	随症配穴：风寒犯肺型加④二扇门 ⑤合谷
	肺脾气虚型加⑥脾经 ⑦肺经

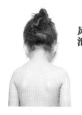 **风池**

功效：发汗解表、祛风散寒。

定位：枕骨下方，胸锁乳突肌与斜方肌上端之间的凹陷处，约平耳垂，左右各一。

操作：一手扶于小儿头部，另一手用食指和拇指置于两穴拿揉。

时间：3～5分钟。

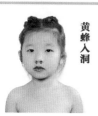 **黄蜂入洞**

功效：发汗、宣肺、通鼻窍。

定位：两侧鼻孔下。

操作：左手扶小儿头部，右手食指和中指二指端轻揉小儿鼻孔下方。

时间：3～5分钟。

中医辨
证分型

1. 风寒犯肺型：继发于感冒之后，感冒症状减轻，但鼻涕由清转黄，量增多，质变浓稠，兼嗅觉减退，伴头昏、头痛、恶寒、痰清、苔薄白。

2. 肺脾气虚型：鼻涕黏稠、白浊、时多时少，反复感冒，经常咳嗽，头昏，面色白，气短自汗，咳嗽无力，神疲懒言，纳差，形瘦，面白少华，便溏，舌质淡，苔薄白，脉细软。

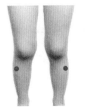

足三里

功效：调理脾胃、补中益气、通经活络、疏风化湿、扶正祛邪。

定位：外膝眼直下3寸，胫骨前沿旁开1寸处。

操作：用拇指指腹按揉该穴。

时间：3～5分钟。

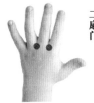

二扇门

功效：发汗解表、温中散寒、退热平喘。

定位：掌背中指根两侧凹陷处。

操作：将拇指、食指指端置于二扇门掐揉。

时间：1～3分钟。

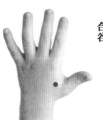

合谷

功效：宣肺清热、活血化瘀。

定位：第1、2掌骨之间，靠近第2掌骨中点处。

操作：将拇指指腹置于该穴揉动。

时间：1～3分钟。

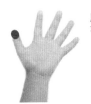

脾经

功效：健脾胃、补气血、清热利湿、化痰止呕。

定位：拇指螺纹面处。

操作：将拇指置于该穴旋推。

时间：3～5分钟。

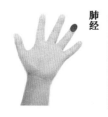

肺经

功效：补益肺气、宣肺清热。

定位：无名指螺纹面处。

操作：操作者一手持小儿无名指，另一手用食指和中指或无名指由指根向指尖方向离心推，为清肺经。

时间：3 ~ 5分钟。

［艾灸小验方］

用点燃的艾条回旋灸双侧肺俞穴、肾俞穴，每个部位3 ~ 5分钟，每次10 ~ 15分钟，每天1次。

［穴位敷贴小验方］

将白术、肉桂、细辛、白芥子等药物研成末后用蜂蜜调成糊状，贴敷在肾俞、脾俞、肺俞穴位上。

［耳穴压豆小验方］

用王不留行籽贴于一侧耳穴，取穴为肺、脾、肾、内分泌、风溪等耳穴，按压至发热为度，双耳交替，两天换一次药。

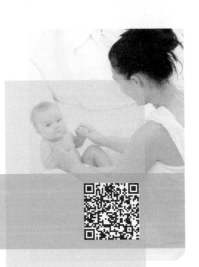

💬 六、流涎

小儿流涎症俗称"流口水"，是一种唾液增多的症状。中医认为流涎与脾胃相关，小儿推拿能健脾益气和胃，消热利湿，从而治疗小儿流涎。中医常见辨证分型有脾胃虚寒型与脾胃积热型。

穴位

主穴：①脾经 ②板门 ③中脘 ④足三里
随症配穴：脾胃虚寒型加⑤涌泉
　　　　　脾胃积热型加⑥天河水

脾经

功效：健脾胃、补气血、清热利湿、化痰止呕。

定位：拇指螺纹面处。

操作：将拇指置于该穴旋推。

时间：3 ~ 5分钟。

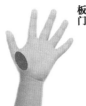

板门

功效：健脾和胃、消食化滞。

定位：手掌大鱼际平面。

操作：将拇指指腹置于该穴揉动。

时间：3 ~ 5分钟。

<table>
<tr><td>中医辨证分型</td><td>1.脾胃虚寒型：流涎，面色苍白，四肢微冷，唇舌色淡，指纹淡红，隐而不显。
2.脾胃积热型：流涎，唇红舌赤，或口舌生疮，烦躁不宁，叫闹啼哭，大便干结，小便短黄，指纹紫滞。</td></tr>
</table>

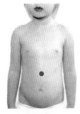

中脘

功效：调中和胃、消食化积、健脾。

定位：肚脐上 4 寸，剑突与肚脐连线的中点。

操作：将食指或中指指腹置于该穴揉动。

时间：3 ～ 5 分钟。

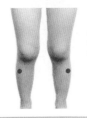

足三里

功效：调理脾胃、补中益气、通经活络、疏风化湿、扶正祛邪。

定位：外膝眼直下 3 寸，胫骨前沿旁开 1 寸处。

操作：用拇指指腹按揉该穴。

时间：3 ～ 5 分钟。

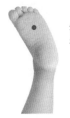

涌泉

功效：引火归元、滋阴补肾、促进骨骼生长。除烦，主治小儿惊风。

定位：足前部凹陷处，第 2、3 趾趾缝与足跟中点连线前 1/3 与后 2/3 交点处，是肾经的首穴。

操作：将拇指指腹置于该穴揉动。

时间：3 ～ 5 分钟。

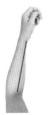

天河水

功效：清热解表、泻火除烦。

定位：前臂内侧正中，总筋至洪池成一直线。

操作：左手握住小儿的手，用右手食指和中指向心方向推，为清天河水。

时间：1 分钟左右。

[食疗小验方 1] 吴茱子梨汤

材料：吴茱子 3 克、梨 1 个。

做法及服法：用水煎服，每天 1 剂，3 次分服，连服 10 天。

功效与主治：温中理气，适用于脾胃虚寒型小儿流涎。

[食疗小验方 2] 山药党参茯苓汤

材料：党参、白术、茯苓各 9 克，山药、苡仁各 12 克，鸡内金 6 克，陈皮 4 克，炙甘草 3 克，姜 2 片。

做法及服法：水煎取汁。每天 1 剂，3 次分服，连服 10 天。

功效与主治：健脾益气，摄涎，适用于小儿多涎症。

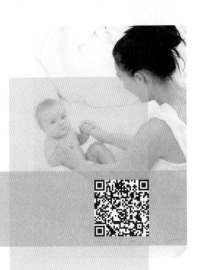

七、小儿溢乳

婴儿哺乳后，乳汁自口角溢出，称之为"溢乳"。婴儿出生时胃容量小，张力低，胃呈水平位，贲门括约肌松弛。哺乳过量或过急，易致哺乳后溢乳，随着年龄增长，症状会消失。小儿推拿能宽中理气，健脾和胃，温中散寒，降逆止呕。中医常见辨证分型有伤食吐型与热吐型。

穴位

主穴：①脾经 ②胃经 ③板门 ④中脘 ⑤足三里

随症配穴：伤食吐型加⑥大肠

热吐型加⑦天柱骨

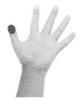

脾经

功效：健脾胃、补气血、清热利湿、化痰止呕。

定位：拇指螺纹面处。

操作：将拇指置于该穴旋推。

时间：3 ~ 5 分钟。

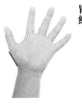

胃经

功效：清中焦湿热、和胃降逆、泻胃火、除烦止渴。

定位：掌面，第1拇指掌指关节处，桡侧缘，赤白肉际。

操作：用食指或中指置于该穴向心方向直推。

时间：1 ~ 5 分钟。

1.伤食吐型：呕吐频繁，吐物多为酸臭乳块或不消化食物，不思乳食，脘腹胀满，拒按，大便秘结或泻下酸臭，舌苔厚腻，脉滑实，指纹滞。

2.热吐型：食入即吐，呕吐酸馊，口渴喜饮，身热烦躁，唇干面赤，大便臭秽或秘结，小便黄赤，舌红苔黄，脉滑数，指纹紫色。

板门

功效：健脾和胃、消食化滞。

定位：手掌大鱼际平面。

操作：将拇指指腹置于该穴揉动。

时间：3～5分钟。

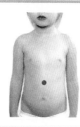

中脘

功效：调中和胃、消食化积、健脾。

定位：肚脐上4寸，剑突与肚脐连线的中点。

操作：将食指或中指指腹置于该穴揉动。

时间：3～5分钟。

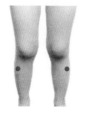

足三里

功效：调理脾胃、补中益气、通经活络、疏风化湿、扶正祛邪。

定位：外膝眼直下3寸，胫骨前沿旁开1寸处。

操作：用拇指指腹按揉该穴。

时间：3～5分钟。

大肠

功效：调理肠道、涩肠止泻、清热利湿通便。

定位：食指桡侧缘，从指尖至指根成一直线。

操作：用食指或中指从指根推向指尖，为清大肠。

时间：3～5分钟。

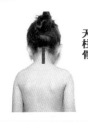

天柱骨

功效：祛风散寒、降逆止呕、清热。

定位：颈后发际正中至大椎穴成一直线。

操作：用食指或中指置于该穴，自上而下直推。

时间：2 ~ 5 分钟。

[食疗小验方] 紫苏饮

材料：紫苏叶 30 克。

做法及服法：将鲜紫苏叶洗净捣烂，冲入沸水 100 毫升，煮 15 分钟，滤渣。每天 1 剂，连服 5 ~ 7 剂。

功效与主治：解表散寒、行气和胃，适用于胃寒溢乳。

[敷贴小验方]

材料：陈醋 60 克、明矾 6 克、面粉 20 克、生姜 12 克。

做法及用法：将药物捣烂，炒热调拌后外敷贴足心。

功效与主治：温中止呕，适用于胃寒溢乳。

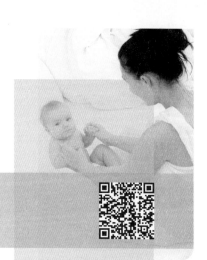

💬 八、便秘

小儿便秘是指1周内排便次数少于3次或大便坚硬、干燥，欲便却艰涩难出。新生儿正常排便为出生1周后1天排便4～6次，3～4岁的小儿排便次数每天1～2次。小儿推拿能促进肠胃蠕动，增加排便次数。中医常见辨证分型有实秘型与虚秘型。

穴位

主穴：①脾经 ②大肠 ③腹 ④中脘
⑤足三里 ⑥龟尾

随症配穴：实秘型加⑦七节骨
虚秘型加⑧肾经

脾经

功效：健脾胃、补气血、清热利湿、助运化。

定位：拇指螺纹面处。

操作：将拇指置于该穴旋推。

时间：3～5分钟。

大肠

功效：积食便秘、调理肠道、身热腹痛、清热利湿。

定位：食指桡侧缘，从指尖至指根成一直线。

操作：用食指或中指由指根向指尖方向直推，为清大肠。

时间：3～5分钟。

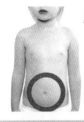

腹

功效：调理肠道、健脾和胃、理气消食。

定位：腹部。

操作：用手掌紧贴腹部做顺时针方向环形摩腹。

时间：3～5分钟。

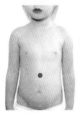

中脘

功效：调中和胃、消食化积、健脾。

定位：肚脐上4寸，剑突与肚脐连线的中点。

操作：将食指或中指指腹置于该穴揉动。

时间：3～5分钟。

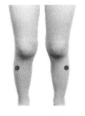

足三里

功效：调理脾胃、补中益气、通经活络、疏风化湿、扶正祛邪。

定位：外膝眼直下3寸，胫骨前沿旁开1寸处。

操作：用拇指指腹按揉该穴。

时间：3～5分钟。

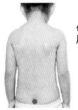

龟尾

功效：止泻、通便。

定位：尾椎骨末端。

操作：将食指或中指指腹置于该穴揉动。

时间：3～5分钟。

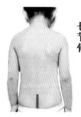

七节骨

功效：清热泻热、通便。

定位：第4腰椎至尾骨尖成一直线。

操作：将食指或中指置于该穴从上往下推。

时间：3～5分钟。

肾经

功效：补肾益脑、温养下元、清利下焦湿热。

定位：小指螺纹面处。

操作：将拇指置于该穴旋推。

时间：3～5分钟。

［食疗小验方 1］拌菠菜

材料：菠菜120克、麻油9克。

做法及食用方法：将菠菜洗净，放入沸水中烫3分钟取出，用麻油拌食。每天2次，连食数天。

功效与主治：促进肠蠕动，适用于实秘型。

［食疗小验方 2］黄芪党参粥

材料：炙黄芪15克、党参10克、麻仁6克、蜂蜜10克、粳米50克。

做法及食用方法：先将炙黄芪、党参、麻仁放入砂锅煎沸，改用文火煎成浓汁，分成2份，每天早晚同粳米加水适量煮粥。粥熟调入蜂蜜稍煮即可。

功效与主治：健脾益气，适用于虚秘型。

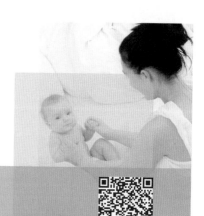

九、泄泻

小儿泄泻多见于2岁以下的婴幼儿，主要表现为大便次数增多、腹胀肠鸣、粪便酸腐臭秽，或粪质稀薄及出现黏液等症状，可伴有发热、呕吐。严重的可导致脱水等现象。小儿推拿能运脾化湿，涩肠止泻。中医常见辨证分型有湿热型与寒湿型。

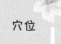

穴位

主穴：①肚角 ②腹 ③龟尾 ④中脘 ⑤足三里
随症配穴：湿热型加⑥脾经 ⑦丰隆
　　　　　寒湿型加⑧七节骨

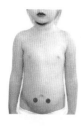

肚角

功效：行气、镇痛、镇惊、消导。

定位：脐下2寸，旁开正中线2寸，左右各一。

操作：用拇指与食指置于双侧肚角穴，拿捏起脐旁大筋，用力上提，称拿肚角。亦可用两拇指指腹同时按揉肚角。

时间：3～5分钟。

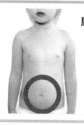

腹

功效：调理肠道、健脾和胃、理气消食。

定位：腹部。

操作：用手掌紧贴腹部做顺时针摩腹。

时间：3～5分钟。

中医辨证分型

1. 湿热型：腹痛即泻，泻势急迫，量多次频，大便如水样或蛋花汤样、气味秽臭，或夹少许黏液，腹痛阵作，发热，烦躁哭闹，口渴喜饮，食欲不振，或伴呕恶，小便短黄，舌质红，苔黄腻，脉滑数或指纹紫。

2. 寒湿型：大便清稀、夹有泡沫、臭气不甚、色淡或色绿，肠鸣腹痛，或伴恶寒发热，口不渴，舌质淡，苔白腻，脉浮紧或指纹色红。

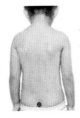

龟尾

功效：止泻、通便。

定位：尾椎骨末端。

操作：将食指或中指指腹置于该穴揉动。

时间：3 ~ 5分钟。

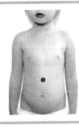

中脘

功效：调中和胃、消食化积、健脾。

定位：肚脐上4寸，剑突与肚脐连线的中点。

操作：将食指或中指指腹置于该穴揉动。

时间：3 ~ 5分钟。

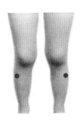

足三里

功效：调理脾胃、补中益气、通经活络、疏风化湿、扶正祛邪。

定位：外膝眼直下3寸，胫骨前沿旁开1寸处。

操作：用拇指指腹按揉该穴。

时间：3 ~ 5分钟。

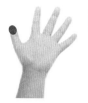

脾经

功效：健脾胃、补气血、清热利湿、化痰止呕。

定位：拇指螺纹面处。

操作：将拇指置于该穴旋推。

时间：3 ~ 5分钟。

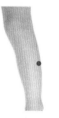

丰隆

功效：化痰平喘、和胃。

定位：外踝尖与腘横纹连线的中点处，距离胫骨前沿1.5寸。

操作：将拇指置于该穴按揉。

时间：1分钟左右。

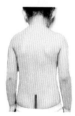

七节骨

功效：温阳止泻。

定位：第4腰椎至尾骨尖成一直线。

操作：将食指或中指置于该穴从下往上推。

时间：3 ~ 5分钟。

［食疗小验方 1］蒸苹果

做法及食用方法：将苹果洗净后放入碗中，隔水慢火蒸2小时。每天1个，3天为1疗程。

功效与主治：养胃消滞、涩肠止泻，适用于本病各型。

[食疗小验方 2] 鹌鹑瘦肉红枣汤

材料: 鹌鹑 1 只、瘦肉 100 克、红枣 5 枚。

做法及食用方法: 加水适量, 炖服, 3 天 1 次。

功效与主治: 健脾扶正, 适用于本病虚证。

[食疗小验方 3] 山药粥

材料: 炒山药、苡仁、芡实, 可单用一种。

做法及食用方法: 加水适量, 与大米同煮成粥, 每天食用。

功效与主治: 健脾扶正, 适用于本病脾虚泻。

[艾灸小验方]

用法: 取足三里、中脘、神阙。隔姜灸或艾条温和灸, 每天 1 次, 每次 10 ~ 15 分钟。适用于脾肾阳虚泻。

[敷贴小验方]

做法及用法: 丁香 1 份, 肉桂 2 份, 共研细末, 每次 1 ~ 2 克, 用姜汁调成糊状, 敷于脐部, 外用胶布固定, 每天 1 次。适用于风寒泻、脾虚泻、脾肾阳虚泻。

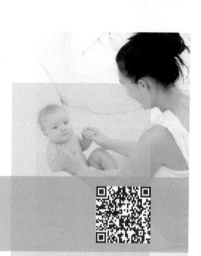

⊙ 十、遗尿

小儿遗尿是指小儿睡梦中小便自遗，醒后方觉的病症。由于脏腑未充，智力发育未臻完善，不能自觉控制小便，睡中排尿，3岁以下的幼儿属于生理现象，无须治疗。若3岁以上的小儿1个月内遗尿次数达3次以上，则属于异常。中医多见肾气不固或肺脾气虚，水液不能正常输布，水道失调，或肝经郁热化火，下迫膀胱，疏泄失度，各种原因致膀胱失约导致遗尿。

穴位

主穴：①肾俞 ②百会 ③气海 ④命门 ⑤足三里
随症配穴：气虚不固型加⑥肾经
　　　　　肺脾气虚型加⑦肺经 ⑧脾经

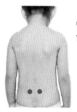

肾俞

功效：滋阴壮阳、补益肾元。
定位：第2腰椎棘突下，旁开1.5寸，左右各一。
操作：用两手拇指或食指指腹揉动。
时间：3～5分钟。

<table>
<tr><td>中医辨证分型</td><td>1. 气虚不固型：夜间遗尿，小便清长，神疲乏力，面色无华，畏寒肢冷，易感冒，下肢疲软，动则汗出，便溏，舌质淡，苔薄白，脉沉细，指纹淡红或不显。
2. 肺脾气虚型：夜间遗尿，可伴有白天尿频、尿量不多、小便清长、次数多，大便溏薄，面色少华、萎黄，纳差，神疲倦怠，少气懒言，自汗，动则多汗，舌淡红，苔薄白，脉弱，脉缓，指纹淡红。</td></tr>
</table>

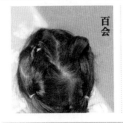

百会

功效：安神镇惊、充盛阳气、益气固脱、扶正祛邪、清利头目。

定位：头顶正中线与两耳尖连线的交点。

操作：将拇指或食指指腹置于该穴按揉。

时间：1～3分钟。

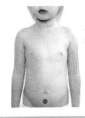

气海

功效：培元益气。

定位：下腹部，前正中线上，脐下1.5寸。

操作：将中指或食指指腹置于该穴按揉。

时间：3～5分钟。

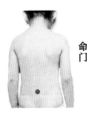

命门

功效：调中和胃、消食化积、健脾。

定位：腰部，后正中线上，第2腰椎棘突下凹陷处。

操作：用拇指或食指指腹置于该穴揉动。

时间：3～5分钟。

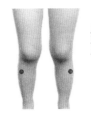

足三里

功效：调理脾胃、补中益气、通经活络、疏风化湿、扶正祛邪。

定位：外膝眼直下3寸，胫骨前沿旁开1寸处。

操作：用拇指指腹按揉该穴。

时间：3～5分钟。

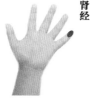

肾经

功效：补肾益脑、温养下元、清利下焦湿热。

定位：小指螺纹面处。

操作：将拇指置于该穴旋推。

时间：3 ~ 5分钟。

肺经

功效：补益肺气、宣肺清热。

定位：无名指螺纹面处。

操作：用食指和中指或无名指由指根向指尖方向离心推，为清肺经。

时间：3 ~ 5分钟。

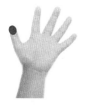

脾经

功效：健脾胃、补气血、清热利湿、化痰止呕。

定位：拇指螺纹面处。

操作：将拇指置于该穴旋推。

时间：3 ~ 5分钟。

［食疗小验方1］猪小肚粥

材料：猪小肚1个、糯米适量。

做法及食用方法：将猪小肚切开洗净，将糯米放入猪小肚内蒸熟，加盐少许，分次食用。

功效与主治：益脾补肾，适用于肺脾气虚型。

[食疗小验方 2] 狗肉煲

材料：狗肉 250 克、黑大豆 60 克。

做法及食用方法：将狗肉、黑大豆放入锅中，加适量水熬煮，煮烂后加砂糖少许调味即可食用。

功效与主治：补中益气，适用于气虚不固、下元虚冷。

[遗尿敷贴小验方 1]

五倍子、何首乌各 3 克研末。用醋调敷于脐部，外用纱布覆盖，用胶布固定。每晚 1 次，3～5 次为 1 疗程。

主治：用于遗尿虚证。

[遗尿敷贴小验方 2]

连须葱白 3 根，生硫黄末 3 克，先将葱白捣烂，硫黄末捣匀为膏，睡前置药膏于脐部，外用纱布覆盖，用胶布固定。每晚 1 次，7 天为 1 疗程。

主治：用于遗尿虚证。

[遗尿敷贴小验方 3]

将 3 粒丁香研细末，调米饭适量，捣作饼，贴小儿肚脐。

主治：用于肺脾气虚小儿遗尿。

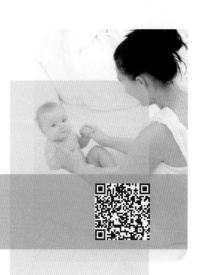

◉ 十一、夜眠不安

　　小儿睡眠不安是由于阴阳平衡失调，以经常性睡眠不安或难以入睡、易醒等为主要表现，常伴有精神不佳、反应迟钝、神疲乏力等。小儿推拿能促进阴阳平衡，有效解除小儿失眠症状。中医常见辨证分型有心脾两虚型与心胆气虚型。

穴位

主穴：①神门 ②内关 ③心俞 ④太冲
　　　⑤足三里 ⑥肾经
随症配穴：心脾两虚型加⑦脾经
　　　　　心胆气虚型加⑧胆俞

神门

功效：补益心气、安神定志。
定位：腕横纹上，尺侧腕屈肌腱桡侧缘。
操作：用拇指指腹按揉神门穴。
时间：3～5分钟。

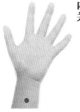

内关

功效：宁心安神、宣痹解郁、宽胸理气、宣肺平喘、缓急止痛、降逆止呕、调补阴阳气血、疏通经脉。
定位：腕横纹上两寸，曲泽与总筋连线上。
操作：将拇指指腹置于该穴揉动。
时间：3～5分钟。

中医辨证分型

1.心脾两虚型：多梦易醒，心悸健忘。头晕目眩，饮食无味，面色少华，或脘闷纳呆，舌质淡，苔薄白，脉细弱。

2.心胆气虚型：失眠多梦，易于惊醒。平时胆怯恐惧，遇事易惊。心悸气短，倦怠，小便清长。舌质淡，苔薄白，脉弦细。

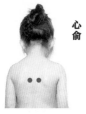

心俞

功效：定心安神、补益心气。

定位：第5胸椎棘突下方，后正中线旁开1.5寸，左右各一。

操作：将拇指或食指指腹置于该穴按揉。

时间：3 ~ 5分钟。

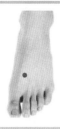

太冲

功效：疏肝解郁、调畅情志。

定位：在足背侧，第1、2跖骨结合部前方凹陷处。

操作：将拇指指腹置于该穴揉动。

时间：3 ~ 5分钟。

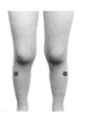

足三里

功效：调理脾胃、补中益气、通经活络、疏风化湿、扶正祛邪。

定位：外膝眼直下3寸，胫骨前沿旁开1寸处。

操作：用拇指指腹按揉该穴。

时间：3 ~ 5分钟。

肾经

功效：补肾益脑、温养下元、清利下焦湿热。

定位：小指螺纹面处。

操作：将拇指置于该穴旋推。

时间：3 ~ 5分钟。

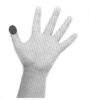

脾经

功效：健脾胃、补气血、清热利湿、化痰止呕。

定位：拇指螺纹面处。

操作：将拇指置于该穴旋推。

时间：3～5分钟。

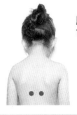

胆俞

功效：补益胆气。

定位：第10胸椎棘突下，旁开1.5寸，左右各一。

操作：用双手拇指或食指指腹置于该穴揉动。

时间：3～5分钟。

［食疗小验方1］小米牛奶枣仁粥

做法：选小米50克，熬成粥，粥熟后加入枣仁末10克、牛奶100毫升、蜂蜜适量，再煮1～2分钟。

功效与主治：宁心安神，适用于心脾两虚小儿。

［食疗小验方2］竹叶粥

做法：先熬煮淡竹叶5克，取汁，再加入粳米25克熬成粥。

功效：清心安神。

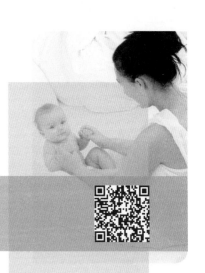

十二、新生儿黄疸

新生儿黄疸是由于胆红素代谢异常引起的血中胆红素水平升高，表现以皮肤、黏膜及巩膜黄染为特征的新生儿最常见的临床问题，分为生理性和病理性黄疸，一般生理性黄疸不需特殊治疗。在诊断明确的基础上，小儿推拿能利湿退黄，缓解新生儿黄疸。中医常见辨证分型有湿热型与寒湿型。

穴位	主穴：①肝经 ②太冲 ③阴陵泉 ④中脘 ⑤足三里 ⑥脊柱
	随症配穴：湿热型加⑦天河水
	寒湿型加⑧二扇门

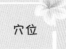

肝经

功效：平肝泻火、熄风镇惊、解郁除烦。

定位：食指螺纹面处。

操作：用食指或中指在该穴上由指根向指尖方向离心直推。

时间：1～3分钟。

太冲

功效：疏肝解郁、调畅情志。

定位：在足背侧，第1、2跖骨结合部前方凹陷处。

操作：将拇指指腹置于该穴揉动。

时间：3～5分钟。

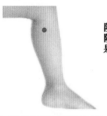

阴陵泉

功效：健脾祛湿。

定位：位于小腿内侧，胫骨内侧髁后下方凹陷处，与阳陵泉相对。

操作：将拇指指腹置于该穴揉动。

时间：1～3分钟。

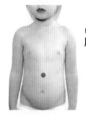

中脘

功效：调中和胃、消食化积、健脾。

定位：肚脐上4寸，剑突与肚脐连线的中点。

操作：将食指或中指指腹置于该穴揉动。

时间：3～5分钟。

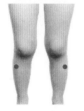

足三里

功效：调理脾胃、补中益气、通经活络、疏风化湿、扶正祛邪。

定位：外膝眼直下3寸，胫骨前沿旁开1寸处。

操作：用拇指指腹按揉该穴。

时间：3～5分钟。

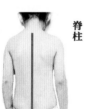

脊柱

功效：调阴阳、理气血、和脏腑、通经络、培元气、强腰脊、扶正祛邪、促进生长发育。

定位：后背正中，整个脊柱，从大椎至尾骨成一直线。

操作：用拇指与食指、中指捏拿起脊旁皮肤，两手交替推进，边推边拿捏。

时间：2～5分钟。

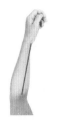

天河水

功效：清热解表、泻火除烦。

定位：前臂内侧正中，总筋至洪池成一直线。

操作：左手握住小儿的手，用右手食指和中指向心方向推，为清天河水。

时间：1分钟左右。

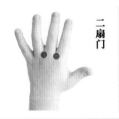

二扇门

功效：发汗解表、温中散寒、退热平喘。

定位：掌背中指根两侧凹陷处。

操作：将拇指、食指指端置于二扇门掐揉。

时间：1～3分钟。

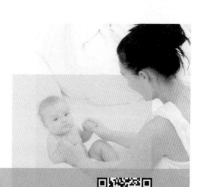

😵 十三、痱子

痱子是夏天炎热季节小儿容易出现的一种皮肤问题。小儿身上出现许多红色的小丘疹，皮肤瘙痒，抓挠后皮肤破损容易造成细菌感染。中医常见辨证分型有暑湿蕴结型与湿热郁蒸型。

穴位

主穴：①天河水 ②肺经 ③合谷 ④脊柱 ⑤中脘
随症配穴：暑湿蕴结型加⑥曲池
　　　　　湿热郁蒸型加⑦阴陵泉

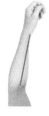

天河水

功效：清热解表、泻火除烦。
定位：前臂内侧正中，总筋至洪池成一直线。
操作：左手握住小儿的手，用右手食指和中指向心方向直推，为清天河水。
时间：1分钟左右。

肺经

功效：补益肺气、宣肺清热。
定位：无名指螺纹面处。
操作：用食指和中指或无名指由指根向指尖方向离心推。
时间：3～5分钟。

中医辨
证分型

1.暑湿蕴结型：皮肤潮红，有密集成片的粟粒大小丘疹、丘疱疹，剧痒，心烦口渴，尿黄，舌红、苔黄或腻，脉象滑数。

2.湿热郁蒸型：久病卧床或高热汗出不解，胸腹有水晶状粟粒大小色白透明水疱，发热身重，胸闷呕恶，大便燥结，小便赤，舌苔黄，脉数。

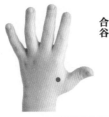

合谷

功效：宣肺清热、活血化瘀。

定位：第1、2掌骨之间，靠近第2掌骨中点处。

操作：将拇指指腹置于该穴揉动。

时间：1～3分钟。

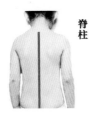

脊柱

功效：调阴阳、理气血、和脏腑、通经络、培元气、强腰脊、扶正祛邪、促进生长发育。

定位：后背正中，整个脊柱，从大椎至尾骨成一直线。

操作：用拇指与食指、中指捏拿起脊旁皮肤，两手交替推进，边推边拿捏。

时间：2～5分钟。

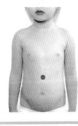

中脘

功效：调中和胃、消食化积、健脾。

定位：肚脐上4寸，剑突与肚脐连线的中点。

操作：将食指或中指指腹置于该穴揉动。

时间：3～5分钟。

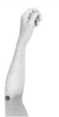

曲池

功效：清热解毒。

定位：屈肘，位于肘横纹外侧端与肱骨外上髁连线的中点处。

操作：将拇指指腹置于该穴揉动。

时间：3～5分钟。

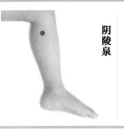

**阴
陵
泉**

功效：健脾祛湿。

定位：位于小腿内侧，胫骨内侧髁后下方凹陷处，与阳陵泉相对。

操作：将拇指指腹置于该穴揉动。

时间：1～3分钟。

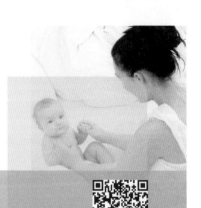

十四、湿疹

由于脾胃受损，失其健运，湿热内生，又兼外受风邪，使风湿热邪浸淫肌肤而致湿疹。起初常表现为皮肤发红，出现皮疹，继之皮肤粗糙、脱屑，小儿推拿能健脾和胃，祛除风湿热邪，从而治疗湿疹。中医常见辨证分型有湿热型与热毒型。

穴位

主穴：①曲池 ②中脘 ③百虫 ④板门 ⑤足三里 ⑥脊柱

随症配穴：湿热型加⑦阴陵泉

热毒型加⑧天河水

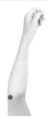

曲池

功效：清热解毒。

定位：屈肘，位于肘横纹外侧端与肱骨外上髁连线的中点处。

操作：将拇指指腹置于该穴揉动。

时间：3～5分钟。

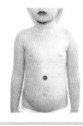

中脘

功效：调中和胃、消食化积、健脾。

定位：肚脐上4寸，剑突与肚脐连线的中点。

操作：将食指或中指指腹置于该穴揉动。

时间：3～5分钟。

<table>
<tr><td rowspan="2">中医辨
证分型</td><td>1. 湿热型：起病较缓，局部皮损多为丘疹、丘疱疹及小水疱，皮肤轻度潮红、瘙痒不止，抓破后糜烂渗出液较多，伴有身倦微热，纳呆乏味，大便不干或溏，小便短涩。舌质淡红，苔白腻或淡黄腻，脉濡数。</td></tr>
<tr><td>2. 热毒型：发病急、病程短，局部皮损初起，皮肤发红潮热，轻度肿胀，继而粟疹成片或水疮密集、渗液流津、瘙痒难忍，抓破后有痛感，伴身热口渴，大便秘结，小便短赤。舌质红，舌苔黄腻，脉弦数。</td></tr>
</table>

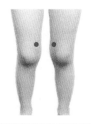

百虫

功效：疏风解表、发散外邪、透疹。

定位：髌骨内侧角上缘 2 寸。

操作：将拇指指腹置于该穴揉动。

时间：1 ~ 3 分钟。

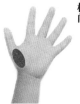

板门

功效：健脾和胃、消食化滞。

定位：手掌大鱼际平面。

操作：将拇指指腹置于该穴揉动。

时间：3 ~ 5 分钟。

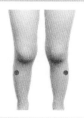

足三里

功效：调理脾胃、补中益气、通经活络、疏风化湿、扶正祛邪。

定位：外膝眼直下 3 寸，胫骨前沿旁开 1 寸处。

操作：用拇指指腹按揉该穴。

时间：3 ~ 5 分钟。

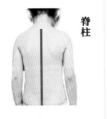

脊柱

功效：调阴阳、理气血、和脏腑、通经络、培元气、强腰脊、扶正祛邪、促进生长发育。

定位：后背正中，整个脊柱，从大椎至尾骨成一直线。

操作：用拇指与食指、中指捏拿起脊旁皮肤，两手交替推进，边推边拿捏。

时间：2～5分钟。

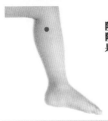

阴陵泉

功效：健脾祛湿。

定位：位于小腿内侧，胫骨内侧髁后下方凹陷处，与阳陵泉相对。

操作：将拇指指腹置于该穴揉动。

时间：1～3分钟。

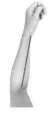

天河水

功效：清热解表、泻火除烦。

定位：前臂内侧正中，总筋至洪池成一直线。

操作：左手握住小儿手腕，用右手食指和中指向心方向推。

时间：1分钟左右。

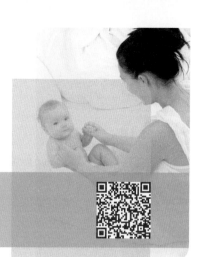

十五、荨麻疹

荨麻疹中医上又称为"瘾疹"，主要表现为起红色或苍白色风团，发生与消退都较快，消退后无任何痕迹，起疹时伴随瘙痒。中医常见辨证分型有风热型与风寒型。

穴位
主穴：①风池 ②膻中 ③印堂 ④百虫 ⑤足三里 ⑥脊柱
随症配穴：风热型加⑦天河水
　　　　　风寒型加⑧二扇门

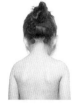

风池

功效：发汗解表、祛风散寒。
定位：枕骨下方，胸锁乳突肌与斜方肌上端之间的凹陷处，约平耳垂，左右各一。
操作：一手扶于小儿头部，另一手用食指和拇指置于两穴拿揉。
时间：3～5分钟。

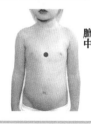

膻中

功效：理气顺气、止咳化痰、开胸散结。
定位：胸部，前正中线上，平第4肋间，两乳头连线中点。
操作：将食指或中指指腹置于该穴揉动。
时间：1分钟左右。

1.风热型：风团色红，自觉灼热瘙痒，遇热加重，遇冷减轻。多伴有发热、恶寒、恶心、心烦、口渴、咽部肿痛、胸闷腹痛。舌质红，苔薄白或薄黄，脉浮数。

2.风寒型：风团色白或淡，遇冷加剧，遇热减轻，自觉瘙痒。伴有畏寒恶风、口不渴。舌体胖，舌质淡，苔薄白或腻，脉浮紧、迟或濡缓。

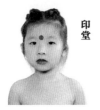

印堂

功效：镇静、醒脑、疏风。

定位：两眉头连线中点处。

操作：将拇指或食指指腹置于该穴揉动。

时间：1～3分钟。

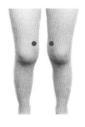

百虫

功效：疏风解表、发散外邪。

定位：髌骨内侧角上缘2寸。

操作：将拇指指腹置于该穴揉动。

时间：1～3分钟。

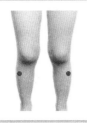

足三里

功效：调理脾胃、补中益气、通经活络、疏风化湿、扶正祛邪。

定位：外膝眼直下3寸，胫骨前沿旁开1寸处。

操作：用拇指指腹按揉该穴。

时间：3～5分钟。

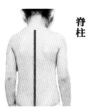

脊柱

功效：调阴阳、理气血、和脏腑、通经络、培元气、强腰脊、扶正祛邪、促进生长发育。

定位：后背正中，整个脊柱，从大椎至尾骨成一直线。

操作：用拇指与食指、中指捏拿起脊旁皮肤，两手交替推进，边推边拿捏。

时间：2～5分钟。

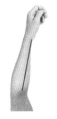

天河水

功效：清热解表、泻火除烦。

定位：前臂内侧正中，总筋至洪池成一直线。

操作：左手握住小儿的手，用右手食指和中指向心方向推，为清天河水。

时间：1分钟左右。

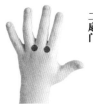

二扇门

功效：发汗解表、温中散寒、退热平喘。

定位：掌背中指根两侧凹陷处。

操作：将拇指、食指指端置于二扇门掐揉。

时间：1～3分钟。

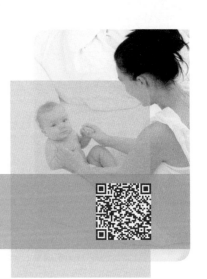

💬 十六、夜啼

　　小儿夜啼主要表现为婴幼儿长期夜间烦躁不安，啼哭不停，或时哭时止，辗转难睡，天明始静，日间一切如常。多由于脾寒、心热、惊吓、食积等引起，多见于1岁以内婴儿，寒则痛而啼，热则烦而啼，食积则胃不和而啼，惊则神不安而啼。如长期夜啼，可影响正常生长发育。

穴位

主穴：①神门 ②外劳宫 ③印堂 ④中脘 ⑤足三里
随症配穴：脾虚寒滞型加⑥脾经
　　　　　心火亢盛型加⑦水底捞明月

神门

功效：补益心气、安神定志。

定位：腕横纹上，尺侧腕屈肌腱桡侧缘。

操作：用拇指指腹按揉神门穴。

时间：3～5分钟。

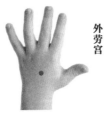

外劳宫

功效：温阳散寒、升举阳气。

定位：手背第2、3掌骨之间，掌指关节后0.5寸，手背正中央与内劳宫相对。

操作：用拇、食二指同时按揉内外劳宫。

时间：1～3分钟。

中医辨
证分型

1.脾虚寒滞型：入睡不安，醒后啼哭，不愿躺卧，抱起即可停止哭泣，脘腹胀满，四肢不热，便溏尿清长，或呃逆呕吐，舌淡苔白或厚腻，脉沉滑或沉迟。

2.心火亢盛型：会突然惊醒，哭闹不止，且哭声洪亮，呼吸气粗，烦躁不安，睡眠不宁，便秘尿赤，唇红苔黄，脉数有力。

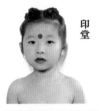

印堂

功效：镇静、醒脑、疏风。

定位：两眉头连线中点处。

操作：将拇指或食指指腹置于该穴揉动。

时间：1～3分钟。

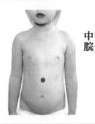

中脘

功效：调中和胃、消食化积、健脾。

定位：肚脐上4寸，剑突与肚脐连线的中点。

操作：将食指或中指指腹置于该穴揉动。

时间：3～5分钟。

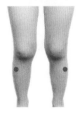

足三里

功效：调理脾胃、补中益气、通经活络、疏风化湿、扶正祛邪。

定位：外膝眼直下3寸，胫骨前沿旁开1寸处。

操作：用拇指指腹按揉该穴。

时间：3～5分钟。

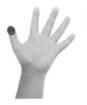

脾经

功效：健脾胃、补气血、清热利湿、化痰止呕。

定位：拇指螺纹面处。

操作：将拇指置于该穴旋推。

时间：3～5分钟。

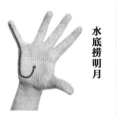

水底捞明月

功效：为寒凉之大法，可清热凉血、除烦宁心。

操作：术者以辅手竖着握住小儿四指，令其掌心朝上，推手用食指、中指固定小儿拇指，接着用推手拇指自小儿小指指尖推向手掌掌根坎宫，经小鱼际达到小天心再转向内劳宫穴，同时一拂而起，如捞明月之状；或以一手握住小儿四指，令其掌心朝上，用冷水滴入小儿掌心，以另外一手拇指指腹着力，在小儿劳宫穴做旋推，且边推边向掌心吹凉气。

时间：1～2分钟。

［食疗小验方1］小麦大枣饮

材料：小麦30克、黑枣5枚、芡实15克。

做法及食用方法：将黑枣去核，与小麦、芡实共放锅内加清水适量熬煮。每天1剂，连渣带汁1次饮完，5～7天为1疗程。1岁以下减半，可以只饮汁液。

功效与主治：健脾益胃，适用于小儿脾胃气虚夜啼。

［食疗小验方2］煨大蒜

材料：煨熟大蒜1枚、乳香2克。

做法及食用方法：将上述材料共研成细末，制成如芥子大小的药丸，每次7粒，乳汁送服。

功效与主治：温中消食，适用于小儿脾寒夜啼。

［食疗小验方 3］绿豆汤

材料：绿豆 20 克、淡竹叶 12 克、冰糖 15 克。

做法及食用方法：将绿豆、淡竹叶共置锅内，加清水适量，熬浓去渣取汁，加入冰糖调化。2 岁以下小儿每天 1 剂，3 岁以上者每天 2 剂，分 2 次服，连服 3～5 天。

功效与主治：清热泻火，适用于小儿心脾积热型夜啼。

［敷贴小验方］

将艾叶、干姜粉炒热，用纱布包裹，敷于小腹部。

或用丁香、肉桂、吴茱萸等量研细末，用蜂蜜调匀，贴于脐部。

功效：用于脾寒气滞证。

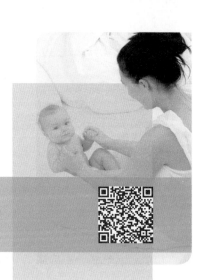

⚫ 十七、小儿注意力不集中

　　小儿难以集中注意力，易冲动，易分心，没耐心，缺乏观察能力，无法做一成不变的事情。中医常见辨证分型有肾阴不足型与心气阴两虚型。

穴位

主穴：①肾经 ②心经 ③肝经 ④中脘 ⑤足三里

随症配穴：肾阴不足型加⑥涌泉

心气阴两虚型加⑦气海

肾经

功效：补肾益脑、温养下元。

定位：小指螺纹面处。

操作：将拇指置于该穴旋推。

时间：3～5分钟。

心经

功效：清热退心火。

定位：中指螺纹面处。

操作：用食指或中指向离心方向直推。

时间：3～5分钟。

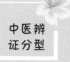

中医辨证分型

1. 肾阴不足型：注意力不集中，难以静坐，伴有记忆力欠佳、学习成绩低下，遗尿，五心烦热，盗汗，大便干结，舌红，苔少，脉细弦。

2. 心气阴两虚型：注意力不集中，神疲乏力，伴有自汗，面色无华，舌质淡，苔薄白，脉虚弱无力。

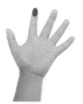

肝经

功效：平肝泻火、熄风镇惊、解郁除烦。

定位：食指螺纹面处。

操作：用食指或中指在该穴上由指根向指尖方向离心直推。

时间：1~3分钟。

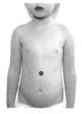

中脘

功效：调中和胃、消食化积、健脾。

定位：肚脐上4寸，剑突与肚脐连线的中点。

操作：将食指或中指指腹置于该穴揉动。

时间：3~5分钟。

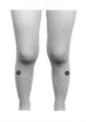

足三里

功效：调理脾胃、补中益气、通经活络、疏风化湿、扶正祛邪。

定位：外膝眼直下3寸，胫骨前沿旁开1寸处。

操作：用拇指指腹按揉该穴。

时间：3~5分钟。

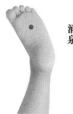

涌泉

功效：引火归元、滋阴补肾、促进骨骼生长、除烦。主治小儿惊风。

定位：足前部凹陷处，第2、3趾趾缝与足跟中点连线前1/3与后2/3交点处，是肾经的首穴。

操作：将拇指指腹置于该穴揉动。

时间：3~5分钟。

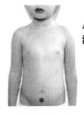

气海

功效：培元益气。

定位：下腹部，前正中线上，脐下 1.5 寸。

操作：将中指或食指指腹置于该穴按揉。

时间：3 ~ 5 分钟。

[食疗小验方 1] 桂圆核桃糖水

材料：桂圆肉 60 克、核桃肉 100 克、片糖 20 克。

做法：将所有材料加适量水共煲成糖水。

功效与主治：补中益气、养血安神，适用于肾阴虚小儿。

[食疗小验方 2] 莲子百合红枣糖水

材料：莲子肉 20 克、百合 10 克、红枣 10 克、冰糖适量。

做法：将莲子肉、百合、红枣加适量水同煮，煮好后添加少许冰糖即可。

功效与主治：清心安神，适用于脾虚小儿。

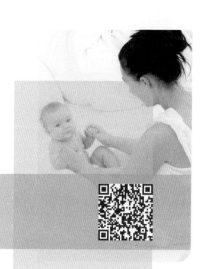

💬 十八、小儿多动症

小儿多动症是一种常见的儿童行为异常疾病。主要表现为活动过多、冲动任性、学习困难或行为问题，发病率男孩多于女孩。中医认为小儿多动症属心神虚散，与小儿肾水未充、心阴亏损有关。中医常见辨证分型有心脾两虚型与痰火内扰型。治疗以平肝熄风、豁痰开窍、宁心安神、滋养肝肾、疏通经络、行气活血为主。

穴位

主穴：①心经 ②肝经 ③百会 ④肾经 ⑤涌泉
随症配穴：心脾两虚型加⑥脾经
　　　　　痰火内扰型加⑦小天心

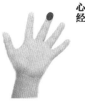

心经

功效：清热退心火。
定位：中指螺纹面处。
操作：用食指或中指由指根向指尖方向离心推，为清心经，反之亦为补。若气血不足而心烦不安时补心经。
时间：3 ~ 5分钟。

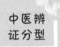

中医辨证分型

1.心脾两虚型：多动而不暴躁，语言冒失，做事有头无尾，睡眠不熟，偏食、厌食，面色无华，舌淡苔薄白，脉虚弱无力。

2.痰火内扰型：多动多语，烦躁不宁，冲动任性，难以控制，兴趣多变，注意力不集中，食少，便秘尿黄，舌红苔黄腻，脉滑数。

肝经

功效：平肝泻火、熄风镇惊、解郁除烦。

定位：食指螺纹面处。

操作：用食指或中指在该穴上由指根向指尖方向离心直推。

时间：1～3分钟。

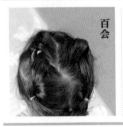

百会

功效：安神镇惊、充盛阳气、益气固脱、扶正祛邪、清利头目。

定位：头顶正中线与两耳尖连线的交点。

操作：将拇指或食指指腹置于该穴按揉。

时间：1～3分钟。

肾经

功效：补肾益脑、温养下元。

定位：小指螺纹面处。

操作：将拇指置于该穴旋推。

时间：3～5分钟。

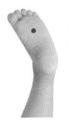

涌泉

功效：引火归元、滋阴补肾、促进骨骼生长、除烦。主治小儿惊风。

定位：足前部凹陷处，第2、3趾趾缝与足跟中点连线前1/3与后2/3交点处，是肾经的首穴。

操作：将拇指指腹置于该穴揉动。

时间：3～5分钟。

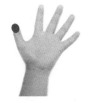

脾经

功效：健脾胃、补气血、清热利湿、化痰止呕。

定位：拇指螺纹面处。

操作：将拇指指腹置于该穴旋推。

时间：3~5分钟。

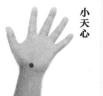

小天心

功效：清热、利尿、明目、镇惊安神。

定位：小鱼际与大鱼际之间的中点。

操作：将拇指指腹置于该穴揉动。

时间：1~3分钟。

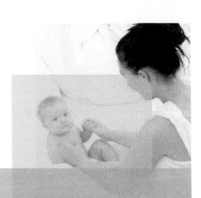

附录 小儿常见问题的穴位选择及推拿手法

常见问题	穴位及推拿手法
感冒	①拿风池 ②开天门 ③推坎宫 ④清肺经 ⑤按揉足三里 ⑥按揉合谷
发热	①开天门 ②推坎宫 ③揉太阳 ④清肺经 ⑤清天河水
咳嗽	①开天门 ②推坎宫 ③揉太阳 ④清肺经 ⑤揉膻中 ⑥按揉肺俞
扁桃体炎	①清肺经 ②揉天突 ③清大肠 ④按揉合谷
鼻炎	①拿风池 ②黄蜂入洞 ③按揉足三里
流涎	①补脾经 ②揉板门 ③揉中脘 ④按揉足三里
小儿溢乳	①清脾经 ②清胃经 ③推板门 ④揉中脘 ⑤按揉足三里
便秘	①清脾经 ②清大肠 ③摩腹 ④揉中脘 ⑤按揉足三里 ⑥揉龟尾
泄泻	①拿肚角 ②摩腹 ③揉龟尾 ④揉中脘 ⑤按揉足三里
遗尿	①揉肾俞 ②按揉百会 ③按揉气海 ④按揉命门 ⑤按揉足三里
夜眠不安	①按揉神门 ②按揉内关 ③按揉心俞 ④揉太冲 ⑤按揉足三里
新生儿黄疸	①清肝经 ②揉太冲 ③揉阴陵泉 ④揉中脘 ⑤按揉足三里 ⑥捏脊
痱子	①清天河水 ②清肺经 ③揉合谷 ④捏脊 ⑤按揉中脘

续表

常见问题	穴位及推拿手法
湿疹	①按揉曲池 ②揉中脘 ③拿百虫 ④推板门 ⑤按揉足三里 ⑥捏脊
荨麻疹	①拿风池 ②揉膻中 ③揉印堂 ④拿百虫 ⑤按揉足三里 ⑥捏脊
夜啼	①按揉神门 ②按揉外劳宫 ③揉印堂 ④揉中脘 ⑤按揉足三里
小儿注意力不集中	①补肾经 ②清心经 ③清肝经 ④揉中脘 ⑤按揉足三里
小儿多动症	①清心经 ②清肝经 ③按揉百会 ④补肾经 ⑤揉涌泉